高职高专护理专业工学结合规划教材

儿科护理实训指导

主　编　胡　莹

副主编　马腹婵

编　委　（以姓氏笔画排序）

马腹婵（宁波卫生职业技术学院）

李美珍（宁波卫生职业技术学院）

李信群（宁波妇女儿童医院）

吴珊珊（宁波卫生职业技术学院）

胡　莹（宁波卫生职业技术学院）

骆海燕（宁波卫生职业技术学院）

姚培琴（宁波妇女儿童医院）

U0276936

Zhejiang University Press
浙江大学出版社

图书在版编目(CIP)数据

儿科护理实训指导/胡莹主编. —杭州：浙江大学出版社，2012.7(2023.7 重印)

ISBN 978-7-308-10197-4

Ⅰ.①儿… Ⅱ.①胡… Ⅲ.①儿科学—护理学—高等职业教育—教学参考资料 Ⅳ.①R473.72

中国版本图书馆 CIP 数据核字(2012)第 144944 号

儿科护理实训指导

胡　莹　主编

丛书策划	孙秀丽
责任编辑	秦　瑕
封面设计	联合视务
出版发行	浙江大学出版社
	（杭州市天目山路 148 号　邮政编码 310007）
	（网址：http://www.zjupress.com)
排　　版	杭州大漠照排印刷有限公司
印　　刷	杭州杭新印务有限公司
开　　本	787mm×1092mm　1/16
印　　张	9.5
彩　　插	4
字　　数	243
版 印 次	2012 年 8 月第 1 版　2023 年 7 月第 9 次印刷
书　　号	ISBN 978-7-308-10197-4
定　　价	27.00 元

前　言

儿科护理是护理专业一门重要的临床课程。儿科护理实践教学在儿科护理课程教学中占有举足轻重的地位,它是缩短学校教育与临床实践距离的桥梁课程,也是理论联系实际、锻炼学生动手能力的一个重要途径。

随着医学模式从传统的生物医学向生物—心理—社会医学模式的转变,当代护理模式也从以疾病为中心转变为以患者为中心的整体护理,一切都体现了以人为本的宗旨。为顺应当代护理学的发展趋势,学校在教学改革上积极推进“能力素质本位”课程体系改革,从“以就业为导向,以素质能力为本位”的应用型护理人才培养目标出发,努力提高学生创造性思维能力,使高职护理人才更加贴近临床儿科护理的实际工作需要,我们编写了这本《儿科护理实训指导》。

本书分为两部分:第一部分为儿科护理操作技能,每一种护理操作都包括“实训目的”、“实训时间”、“实训方式”、“实训准备”、“实训内容”、“流程图”、“注意事项”、“思考题”及“操作考核评分标准”,行文中配有图片,既科学又美观,图文并茂,易于掌握,护理技能训练过程一目了然,便于学生学习和教师进行技能考核。第二部分为护理技能综合练习,选取了10个较为典型的儿科常见病例,把所学的儿科护理技能在患儿身上进行综合运用练习,有利于训练学生发现问题、解决问题的能力,培养学生人文关怀意识,树立以患者为本的理念,提高整体素质,以期适应当代护理发展的要求。

本书在编写过程中得到学校领导和同仁的支持和协助,谨在此表示衷心感谢!

由于编者才疏学浅,不当之处在所难免,恳请专家、同仁惠予指正,以便修订完善。

编　者

2012 年 5 月

目　　录

第一部分　儿科护理操作技能_____

项目一　生长发育指标的测量与评价　/ 2

一、体重测量　/ 2

二、身长(高)、坐高测量　/ 4

三、头围测量　/ 6

四、胸围测量　/ 6

五、前囟测量　/ 7

六、生长发育监测图分析　/ 8

七、知识能力测试　/ 12

项目二　婴儿喂养　/ 14

一、配乳法　/ 14

二、喂乳法　/ 15

三、知识能力测试　/ 18

项目三　日常生活护理　/ 21

一、淋浴　/ 21

二、盆浴　/ 24

三、更换尿布法　/ 26

四、尿布皮炎护理法　/ 28

五、婴儿包裹法　/ 30

六、知识能力测试　/ 32

项目四　婴幼儿体格锻炼　/ 33

一、抚触　/ 33

二、婴儿游泳　/ 36

三、婴儿被动操　/ 40

四、婴儿主被动操　/ 45

五、运动功能训练　/ 50

六、知识能力测试　/ 54

项目五　血管穿刺法　/ 57

一、头皮静脉穿刺　/ 57

二、颈外静脉穿刺　/ 61

三、股静脉穿刺　/ 63

四、股动脉穿刺　/ 66

五、静脉留置针置管术　/ 69

六、静脉留置针封管技术　/ 72

七、知识能力测试　/ 74

项目六　儿童用药护理　/ 77

一、喂药法　/ 77

二、注射法　/ 79

三、知识能力测试　/ 88

项目七　儿科特殊仪器使用法　/ 91

一、保暖箱、辐射台使用法　/ 91

二、蓝光箱使用法　/ 94

三、知识能力测试　/ 96

第二部分　儿科护理综合技能练习

项目八　蛋白质－热能营养不良　/ 100

项目九　早产儿护理　/ 104

项目十　新生儿黄疸（新生儿溶血症）　/ 109

项目十一　腹泻　/ 113

项目十二　支气管肺炎　/ 118

项目十三　先天性心脏病　/ 123

项目十四　肾病综合征　/ 127

项目十五　缺铁性贫血　/ 131

项目十六　化脓性脑膜炎　/ 135

项目十七　原发性肺结核　/ 139

项目十八　出疹性传染病　/ 143

第一部分
儿科护理操作技能

项目一　生长发育指标的测量与评价

【项目所需时间】

5 学时。理论 2 学时,实训 3 学时。

【素质要求】

1. 护士服、鞋、帽整洁。

2. 举止端庄,具有和儿童、家长沟通的技巧。

3. 尊重儿童,语言柔和,态度和蔼。

4. 安全意识强。

一、体重测量

【实训目的】

判断小儿的健康及营养状况,并为用药剂量及输液提供依据。

【实训时间】

30min

【实训方式】

教师示教讲解→学生操作练习→学生回示范→实验室开放,学生练习→操作考核

(一)婴儿体重测量

【实训准备】

1. **环境准备**　室温调节在 23℃ 以上,以防止婴儿受凉。

2. **用物准备**　婴儿磅秤使用前要检查其性能是否完好,确保安全。如彩图 1-1-1-1。另需大毛巾、婴儿衣服及毛毯。

3. **护理人员准备**　摘掉手上首饰,剪指甲、洗手,并相互揉搓使双手温暖。

【实训内容】

1. 复习婴儿期体重计算方法　3～12 月体重为(月龄＋9)/2

2. 操作方法

(1) 将大毛巾斜对角铺在磅秤上,调节磅秤至"0"位。

(2) 脱去婴儿衣服,将婴儿轻轻放于秤盘上,大毛巾两边垂角覆盖在婴儿身上。

(3) 准确读数至 10g。

(4) 室温较低或婴儿衰弱及体温低下时,可先称洁净衣服的重量,再给婴儿穿上称过的衣服,然后称体重,后者重量减去前者重量,即为婴儿体重。

（二）儿童体重测量法

【实训准备】

1. **环境准备**　室温调节在 23℃ 以上，以防止婴儿受凉。

2. **用物准备**　儿童三用秤、成人磅秤使用前检查其性能是否完好，确保安全。如彩图 1-1-1-2。

3. **护理人员准备**　衣帽整洁，戴口罩，洗手。

【实训内容】

1. 复习小儿体重计算方法　1～6 岁为（年龄×2）+8，7～12 岁为（年龄×7-5）/2。

2. 操作方法

（1）调节量具至"0"位。

（2）小儿坐于儿童三用秤上或站在成人磅秤上测量，工作人员用脚尖固定秤盘，待小儿站稳后，再松开脚尖。

（3）准确读数至 50g。

（4）测量不能合作小儿的体重时，可穿已知重量的衣服，由测量者（或家属）抱小儿一起称重，称后减去衣服及成人体重即得小儿体重。

【流程图】

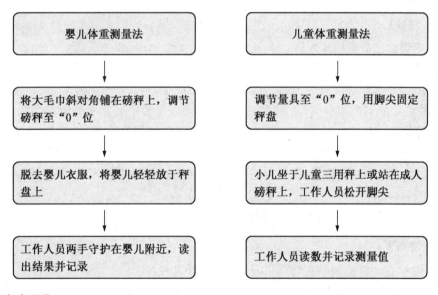

【注意事项】

1. 每次测量前先将磅秤调节至"0"位后方可使用。

2. 称体重应在晨起空腹排尿后或进食 2h 后进行，要定时、定称。

3. 称体重时，小儿应脱去鞋帽，只穿内衣裤。衣服不能脱去时要去除衣服重量。

4. 除新生儿记录体重以 g 为单位外，均以 kg 计算。

5. 测量中注意安全及保暖。

6. 若测得数值与前次差异较大时，要重新测量核对。

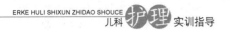

【思考题】

1. 5个月婴儿测得体重为6.8kg,是否正常?

2. 4岁小儿测得体重为14kg,是否正常?

二、身长(高)、坐高测量

【实训目的】

测量从头顶至足底的长度,判断小儿生长发育情况。

【实训时间】

30min

【实训方式】

教师示教讲解→学生操作练习→学生回示范→实验室开放,学生练习→操作考核

(一)婴幼儿身长、坐高测量

【实训准备】

1. 环境准备　室温调节在23℃以上,以防止婴儿受凉。

2. 用物准备　婴儿标准量床使用前检查其性能是否完好,确保安全。

3. 护理人员准备　衣帽整洁,戴口罩、洗手。

【实训内容】

1. 复习婴幼儿身长估算方法　12月约75cm,2岁约85cm,2~12岁为年龄(岁)×6+77。

2. 操作方法

(1)脱去帽子、鞋袜及外衣,使之仰卧于量板中线上,将头扶正,使小儿头顶接触头板。

(2)测量者位于小儿右侧,用左手按住小儿双膝,使两下肢互相接触并紧贴底版,右手推动滑板至贴住两足底且两侧标尺刻度读数相同,测得的即为身长,读刻度精确至0.1cm,如彩图1-1-2-1。

(3)左手将小儿双腿抬起,双腿与底板垂直,推滑板至压紧臀部,测得的即为坐高,读刻度精确至0.1cm,如彩图1-1-2-2。

(二)3岁以上小儿身长(高)、坐高测量

【实训准备】

1. 环境准备　室温调节在23℃以上,以防止小儿受凉。

2. 用物准备　儿童三用秤或立位测量器、坐高计使用前检查其性能是否完好,确保安全。如图1-1-2-1、图1-1-2-2。

3. 护理人员准备　衣帽整洁,戴口罩、洗手。

【实训内容】

1. 复习儿童身高估算方法　2~12岁为:年龄(岁)×6+77。

2. 操作方法

(1)小儿脱去鞋帽袜,站立在有身长量杆的磅秤或立位测量器上。

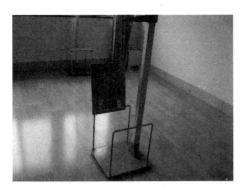

图 1 - 1 - 2 - 1

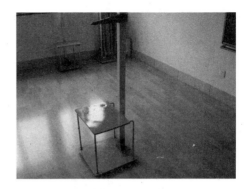

图 1 - 1 - 2 - 2

（2）小儿立正、两眼平视,脚跟、臀部、肩胛骨及枕部均以垂直量杆相接触,头的部位要直,两手下垂,腹壁内收,两足跟并合,足尖分开 60°。

（3）测量者将推板向下滑动至头顶,推板与量杆成 90°,读数精确至 0.1cm。

（4）小儿坐于坐高计或儿童三用秤上,两大腿伸直,与躯干成直角且与地面平行。头与肩部的位置与测身高的要求相同。将推板轻推至头顶,推板与量杆成 90°,测得的即为坐高,读刻度精确至 0.1cm。

【流程图】

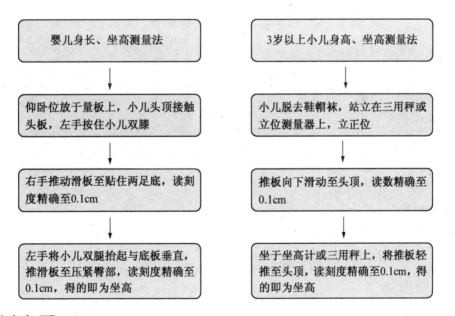

【注意事项】

1. 卧位测量时要注意头顶与量床紧贴,测身长双腿要伸直。

2. 立位测量时,要立正位,脚跟、臀部、肩胛骨及枕部均和量杆相接触。

【思考题】

1. 4 岁小儿身高应为多少?

2. 新生儿出生时平均身长为多少？

三、头围测量

【实训目的】
评价大脑及颅骨的发育情况。

【实训时间】
10min

【实训方式】
教师示教讲解→学生操作练习→学生回示范→实验室开放，学生练习→操作考核

【实训准备】
1. **环境准备** 室温调节在 23℃以上，以防止婴幼儿受凉。
2. **用物准备** 软尺使用前检查其有无破损。
3. **护理人员准备** 摘掉手上首饰，剪指甲、洗手，并相互揉搓使双手温暖。

【实训内容】
1. 复习头围增大的规律。

2. 操作方法

（1）小儿取坐位或立位，测量者立于被测者之右前方。

（2）左手拇指将软尺"0"点固定在头部右侧眉弓上缘处，软尺从头部右侧经过枕骨粗隆最高处而回到"0"点，即为头围读数。读数精确至 0.1cm。如图 1-1-3-1。

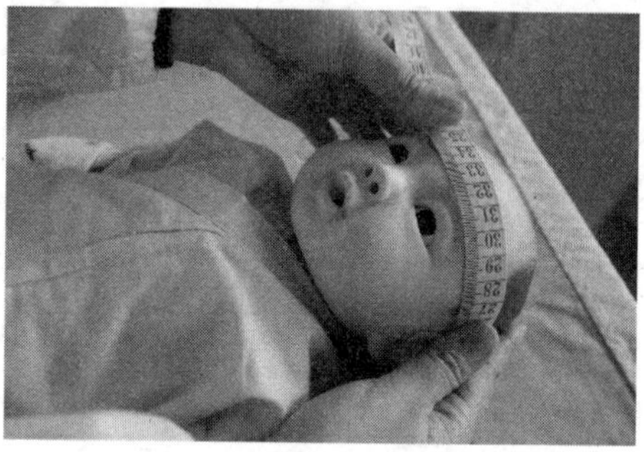

【注意事项】
测量时软尺应紧贴皮肤，左右对齐，长发者应先将头发在软尺经过处向上、向下分开。

图 1-1-3-1

【思考题】
1. 头围过大见于哪些情况？
2. 何谓头围过小？见于哪些情况？

四、胸围测量

【实训目的】
通过胸围测量检测小儿胸廓、胸背肌肉、皮下脂肪及肺的发育情况。

【实训时间】
10min

【实训方式】

教师示教讲解→学生操作练习→学生回示范→实验室开放,学生练习→操作考核

【实训准备】

1. 环境准备　室温调节在 23℃ 以上,以防止小儿受凉。

2. 用物准备　软尺使用前检查其有无破损。

3. 护理人员准备　摘掉手上首饰,剪指甲、洗手,并相互揉搓使双手温暖。

【实训内容】

1. 复习胸围增大的规律　1 岁至青春期前胸围大于头围(约为头围＋年龄－1cm)。

2. 操作方法

(1) 测量时小儿取卧位或立位,两手自然平放或下垂。

(2) 测量者立于小儿前方或右方,用左手拇指将软尺"0"点固定于小儿胸前右乳头下缘,乳腺已发育的女童则以胸骨中线第 4 肋骨高度为固定点,右手拉软尺紧贴皮肤绕至后背两肩胛骨下角下缘,再经左侧乳头下缘回至"0"点,读数精确至 0.1cm,如图 1-1-4-1。

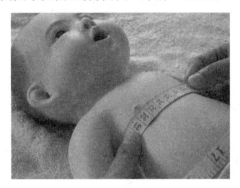

图 1-1-4-1

【注意事项】

测量时左右对称,软尺轻轻接触皮肤,取平静呼、吸气末时的中间数。

【思考题】

5 岁小儿头围为 50cm,胸围应是多少?

五、前囟测量

【实训目的】

测量囟门的大小以反映颅骨的骨化情况。

【实训时间】

10min

【实训方式】

教师示教讲解→学生操作练习→学生回示范→实验室开放,学生练习→操作考核

【实训准备】

1. 环境准备　室温调节在 23℃ 以上,以防止幼儿受凉。

2. 用物准备　软尺使用前检查其有无破损。

3. 护理人员准备　摘掉手上首饰,剪指甲、洗手,并相互揉搓使双手温暖。

【实训内容】

1. 复习前囟的大小、闭合时间、临床意义。

2. 操作方法

(1) 婴儿仰卧位,去除帽子。测量者轻轻触摸婴儿头顶部,确定前囟位置。

(2) 测囟门两对边中点的连线,读数精确至0.1cm。如图1－1－5－1。

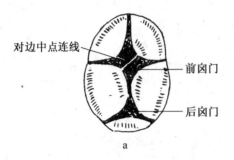 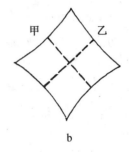

图1－1－5－1

【注意事项】

记录时先写横径后写纵径。

【思考题】

1. 前囟正常在何时闭合? 过迟闭合有何临床意义?

2. 前囟饱满见于哪些情况?

六、生长发育监测图分析

【实训目的】

使用生长发育监测图对儿童生长发育进行评价及干预。

【实训时间】

45min

【实训方式】

教师示教讲解→学生操作练习→学生回示范→实验室开放,学生练习→操作考核

【实训准备】

1. 环境准备 室温调节在23℃以上,以防止婴儿受凉。

2. 用物准备 体重计使用前检查其性能是否完好,生长发育曲线图是否清晰无破损。

【实训内容】

1. 复习体重反映的临床意义和测量方法。

2. 介绍生长发育监测图中各条曲线代表的意义和描记的方法。

3. 操作方法

(1) 选取适于小儿年龄的体重测量工具,记录读数。

(2) 将测得的体重值描记在生长发育监测图上,注意根据小儿的性别进行选择。如图1－1－6－1、图1－1－6－2。

(3) 分析生长发育监测图上描记的图形,评价小儿生长发育。

（4）将结果反馈家长，提供相应的健康宣教。

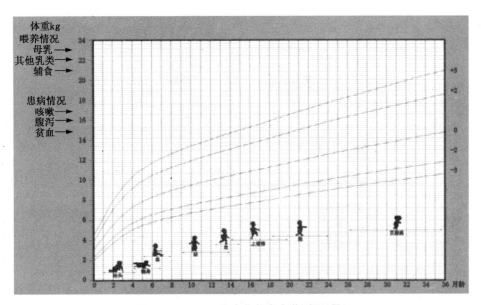

图 1-1-6-1　儿童生长发育监测图（男）

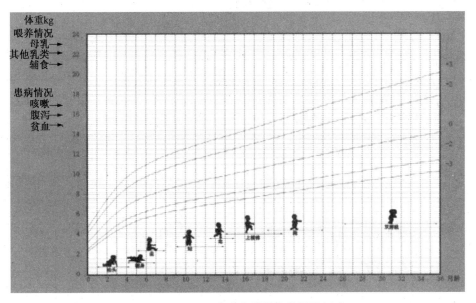

图 1-1-6-2　儿童生长发育监测图（女）

【注意事项】

根据年龄选择相应的生长发育监测图，准确描记。

【思考题】

1. 生长发育监测图的主要作用有哪些？

2. 小儿的生长发育曲线在参考曲线的不同区域时分别反映什么问题？

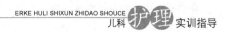

【操作考核评分标准】

生长发育指标的测量

班级　　　　　　姓名　　　　　　学号　　　　　　得分　　　　　

项　目		操 作 要 求	分值	评分等级及分值				实际得分
				A	B	C	D	
仪表		工作衣、帽、鞋穿戴整齐,戴好口罩,洗手	5	5	4	3	2~0	
操作前准备		备齐用物(婴儿盘式秤、体重计、身高坐高测量仪、皮尺、婴儿模型)、放置合理	5	5	4	3	2~0	
		对家长做好解释,评估小儿情况	5	5	4	3	2~0	
操作过程	婴儿体重测量	将大毛巾斜对角铺在磅秤上,调节磅秤至"0"位。脱去婴儿衣服,将婴儿轻轻放于秤盘上	4	4	3	2	1~0	
		测量者站立位置合适、保护手法妥当	3	3	2	1	0	
		读数、记录单位正确	3	3	2	1	0	
	儿童体重测量	着单衣、排去大小便、空腹	2	2	1	0		
		调节磅秤至"0"位,测量者用脚固定秤盘	3	3	2	1	0	
		小儿坐于儿童三用秤上或站在成人磅秤上,工作人员松开脚尖	3	3	2	1	0	
		读数、记录单位正确	2	2	1	0		
	测头围	婴儿体位和测量者站立位置合适	2	2	1	0		
		脱去帽子,女孩子头发挽起	3	3	2	1	0	
		测量的部位正确,测量时手法轻柔	3	3	2	1	0	
		读数、记录单位正确	2	2	1	0		
	前囟测量	婴儿体位和测量者站立位置合适	2	2	1	0		
		测量前囟定位	3	3	2	1	0	
		测量前囟部位准确	3	3	2	1	0	
		读数、记录单位正确	2	2	1	0		
	婴儿身长测量	脱去外衣、鞋、帽、袜	2	2	1	0		
		婴儿体位和测量者站立位置合适	3	3	2	1	0	
		测量时手法正确	3	3	2	1	0	
		读数、记录单位正确	2	2	1	0		
	儿童身高测量	脱去鞋、帽、袜	2	2	1	0		
		儿童站立(坐)位置正确	3	2	1	1	0	
		读数、记录单位正确	2	2	1	0		

续 表

项 目		操作要求	分值	评分等级及分值				实际得分
				A	B	C	D	
操作过程	测胸围	婴儿体位和测量者站立位置合适	2	2	1	0		
		测量部位正确	3	3	2	1	0	
		测量值取呼气吸气末平均值	3	3	2	1	0	
		读数、记录单位正确	2	2	1	0		
操作熟练程度		动作轻重适宜、有条不紊、熟练流畅	10	10	8	5	4～0	
操作后		整理用物,放置恰当	5	5	4	3	2～0	
总 计			100					

生长发育监测图分析

班级 _____ 姓名 _____ 学号 _____ 得分 _____

项 目	操作要求	分值	评分等级及分值				实际得分
			A	B	C	D	
仪 表	工作衣、帽、鞋穿戴整齐,修剪指甲	5	5	4	3	2～0	
用 物	备齐用物(体重计、生长发育监测图、笔)放置合理	10	10	8	6	5～0	
操作过程	关好门窗,调节室温	5	5	4	3	2～0	
	选择合适的体重测量仪器	8	8	6	4	3～0	
	测量体重方法正确	15	15	10	5	4～0	
	体重值记录方法正确	8	8	7	6	5～0	
	选择对应性别的生长发育监测图	5	5	4	3	2～0	
	正确描记测量结果	12	12	9	6	5～0	
	正确评价描记曲线反映的生长发育情况	15	15	10	5	4～0	
	整理用物	5	5	4	3	2～0	
动作规范	动作轻重适宜、有条不紊,注意保护脊柱、关节安全	6	6	4	2	1～0	
操作熟练程度	操作手法轻柔熟练	6	6	4	2	1～0	
总 计		100					

七、知识能力测试

1. 正常 2 周岁小儿，其体重约为出生体重的 （　　）
   A. 1 倍　　　　　B. 2 倍　　　　　C. 3 倍　　　　　D. 4 倍　　　　　E. 5 倍

2. 2 岁内小儿乳牙数目的推算公式是 （　　）
   A. 月龄减 1～2　　　　　　　　B. 月龄减 2～4
   C. 月龄减 4～6　　　　　　　　D. 月龄减 6～8
   E. 月龄减 8～10

3. 5 岁小儿的体重依公式计算应为 （　　）
   A. 10kg　　　　　B. 14kg　　　　　C. 18kg　　　　　D. 20kg　　　　　E. 24kg

4. 6 岁小儿的身高依公式计算应为 （　　）
   A. 110cm　　　　B. 112cm　　　　C. 114cm　　　　D. 116cm　　　　E. 118cm

5. 正常 4 个月婴儿按体重公式计算，标准体重应是 （　　）
   A. 5kg　　　　　B. 5.5kg　　　　C. 5.8kg　　　　D. 7.5kg　　　　E. 8.5kg

6. 3 岁以下儿童测量身长时应采取的体位是 （　　）
   A. 坐位　　　　　B. 立位　　　　　C. 俯卧位　　　　D. 仰卧位
   E. 侧卧位

7. 新生儿出生时平均身长为 （　　）
   A. 40cm　　　　　B. 45cm　　　　　C. 50cm　　　　　D. 55cm
   E. 60cm

8. 儿童 2 岁时头围约为 （　　）
   A. 42cm　　　　　B. 44cm　　　　　C. 46cm　　　　　D. 48cm
   E. 50cm

9. 儿童胸围与头围相等的年龄为 （　　）
   A. 1 岁　　　　　B. 2 岁　　　　　C. 3 岁　　　　　D. 4 岁
   E. 5 岁

10. 小儿前囟闭合的时间为 （　　）
    A. 4～6 个月　　　　　　　　　B. 7～9 个月
    C. 10～12 个月　　　　　　　　D. 1～1.5 岁
    E. 2～3 岁

11. 小儿乳牙萌出的时间最常见为 （　　）
    A. 1～2 个月　　　　　　　　　B. 4～10 个月
    C. 11～15 个月　　　　　　　　D. 2～3 岁
    E. 1～1.5 岁

12. 儿童开始出恒牙的年龄为 （　　）
    A. 2 岁左右　　　B. 4 岁左右　　　C. 6 岁左右　　　D. 8 岁左右
    E. 10 岁左右

13. 儿童乳牙出齐共有 （　　）

A. 15 颗　　　　B. 18 颗　　　　C. 20 颗　　　　D. 28 颗

E. 32 颗

14. 出生时坐高占身高的比例为　　　　　　　　　　　　　　　　　　（　　）

A. 10%　　　　B. 28%　　　　C. 34%　　　　D. 67%

E. 78%

15. 男婴,营养发育中等,体重 7.5kg,身长 65cm,能伸臂向前撑身躯稍坐,头围 41cm,
两个下中切牙正在萌出,该男婴最可能的年龄是　　　　　　　　　　（　　）

A. 2 个月　　　　B. 3 个月　　　　C. 6 个月　　　　D. 10 个月

E. 12 个月

16. 男孩,体格检查:身长 88cm,体重 12kg,胸围大于头围,前囟已闭,乳牙 18 颗,下列
哪项动作该儿尚不能进行　　　　　　　　　　　　　　　　　　　　（　　）

A. 坐　　　　B. 爬　　　　C. 翻身　　　　D. 走

E. 独脚向前蹦跳

17. 一健康男孩,体重 10.5kg,身长 80cm,出牙 12 枚,前囟已闭,胸围大于头围,其月龄
最可能是　　　　　　　　　　　　　　　　　　　　　　　　　　　（　　）

A. 9 个月　　　　B. 12 个月　　　　C. 18 个月　　　　D. 24 个月

E. 20 个月

18. 18 个月男婴,出生体重 3700g,人工喂养。3 个月时体重为 4800g,6 个月体重为
7200g,9 个月体重为 8000g,12 个月为 9000g,18 个月为 9500g。请在生长发育监
测图中描出其体重曲线,并进行判断分析。

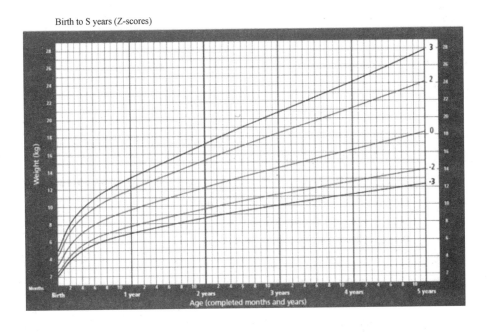

项目二　婴儿喂养

【项目所需时间】

4 学时。理论 2 学时,实训 2 学时。

【素质要求】

1. 护士服、鞋、帽整洁。

2. 举止端庄,具有和儿童、家长沟通的技巧。

3. 尊重儿童,语言柔和,态度和蔼。

4. 安全意识强。

一、配乳法

【实训目的】

配乳法是为非母乳喂养的婴儿提供适宜的食物,满足其营养需要,促进婴儿生长发育。

【实训时间】

1 学时

【实训方式】

教师示教讲解→随机抽查学生回示范→笔试练习→考核奶方制定及牛奶配制过程

【实训准备】

1. 环境准备　室内光线充足,房间要求便于打扫洗刷,并有防蝇防尘设备。设有配乳桌,大水池,洗手及洗刷瓶子用的大盆,消毒柜、箱(或蒸笼),各种锅、壶,电冰箱及存放配乳用具,配乳人员衣、帽、鞋等用品的各种柜子。

2. 用物准备　奶瓶、奶嘴、筐、配乳牌、大量杯、汤匙、漏斗、搅拌棒、消毒锅、奶瓶刷、天平秤、鲜牛乳或乳粉、糖、温开水、滴管及 10% 乳酸溶液。

消毒奶瓶、奶嘴、大量杯、汤匙、漏斗等配乳用具:

(1) 先用刷子清除残留奶液,用流动水冲洗干净

(2) 消毒方法:① 进行高温消毒;② 煮沸:用水煮沸,用具横置消毒锅内,水面应没过器具,奶嘴水煮沸 3min 时取出,其他用具煮沸 10min 后取出;③ 微波炉消毒:用最高温度加热 2min。

(3) 取出消毒配奶用具放置在框内,盖上消毒纱布备用。

3. 操作人员自身准备　操作人员要换鞋,戴帽,戴口罩,洗手,穿专用工作衣。

4. 算出一天所需要奶方总量与分次哺喂的量。

【实训内容】

1. 普通牛乳配制法配全奶、4∶1奶、3∶1奶、2∶1奶、1∶1奶等 按配奶方(或配乳牌)要求,利用漏斗把牛乳准确地分装入乳瓶中,加入所需的糖、水,搅拌棒调匀,盖上奶瓶盖,竖放置于消毒锅内(水应该没至奶瓶2/3处),消毒10～15min。或用小火直接煮沸3～5min,冷却,放在冰箱内备用。

加糖:100ml牛奶加5～8g糖。

加水稀释奶:分别按奶方要求加水,2∶1稀释奶奶与水比例2∶1(两份牛奶加1份水)。

2. 奶粉配制法

(1)配方奶粉配制法:仔细阅读配方奶粉外包装上的配制方法。用奶瓶准确量取温开水,开水必须完全煮沸,静置时间不超过30分钟,水温不低于70℃。用奶粉包装自带的小勺准确量取奶粉,用搅拌棒拨平,奶粉与水的比例精确。充分摇匀奶液。

(2)全脂奶粉配制法:将所需的水(70℃左右的温开水)置于奶瓶后加入所需的奶粉调匀即可。

按容积比例1∶4,方法:取1平勺奶粉加4勺水。

按重量比例1∶8,方法:1g奶粉加8g水。

3. 酸乳配制法 配制方法:酸乳配制比例为100ml鲜牛乳中加入10%乳酸5ml或原橘子汁6ml或5%柠檬酸2ml。配制时先将配乳煮沸,冷却至40℃后方可加入乳酸。并应注意:① 慢慢加入,边加边搅拌,加得太快或温度过高可形成大凝块,不利于消化;② 喂前再用热水温热,不可煮沸,否则会使乳凝块过大。牛乳中加酸使酪蛋白变细,有利于消化,并抑制大肠埃希菌生长,适用于消化不良患儿。

4. 脱脂乳配制法 目前采用抽掉乳皮法。牛奶煮沸后,冷却8～12h,去除上面乳皮即可。可去除脂肪80%。适用于腹泻及脂肪吸收不良的婴儿食用,但不能长期应用,以免导致营养不良。

5. 蛋白乳配制法 先将牛奶配成钙凝乳,在100ml牛乳中加2片乳酸钙,或1000ml牛乳中加入10%氯化钙20ml,搅拌煮沸,结成凝块,经过筛滤,去除乳清液,留下凝块。

二、喂乳法

【实训目的】

乳瓶喂乳法能满足有吸吮能力及吞咽能力小儿的进食需要,口滴法能满足有吞咽能力而无吸吮能力虚弱小儿的进食需要。

【实训时间】

1学时

【实训方式】

教师示教讲解→学生练习→随机抽查学生回示范→操作考核

【实训准备】

1. 用物准备 奶瓶、奶嘴、牛乳、套橡皮管之消毒滴管、大宽口杯1个、小口杯1个、小饭巾。

2. 操作人员自身准备 操作人员要换鞋,戴帽,戴口罩,洗手,穿专用工作衣。

【实训内容】

1. 乳瓶喂乳法 适用于既有吸吮能力又有吞咽能力的小儿。

(1)取出温好的乳液,检查有否变质。核对床号、姓名、乳液种类和乳量。

(2)根据年龄大小选用奶嘴孔合适的奶嘴(1～3个月小儿应选在乳瓶倒置时乳液一滴滴流出,两滴之间稍有间隔者;4～6个月可选用乳汁能连续滴出者;6个月以上应选乳液呈线状流出者)。

(3)带用物至床旁,为患儿更换尿布,工作人员洗手,抱患儿成哺喂姿势。使患儿头部枕在护理人员左臂上成半卧位,不能抱起者应把头垫高并取侧卧位,给患儿围好饭巾。

(4)右手将乳瓶倒置,使奶嘴充满乳液,先滴1～2滴于护理人员前臂(手腕)的掌侧,测试乳液温度及检查奶嘴孔大小。见彩图1－2－2－1。

(5)将奶嘴孔的两孔直线与婴儿嘴平行(每空应对一侧嘴角),放在婴儿口内舌的上面,使小儿含住奶头。持奶瓶略倾斜姿势,让乳液始终充满奶嘴,防止婴儿吞入空气。见彩图1－2－2－2。

(6)喂毕,采用趴肩抱,竖托抱将婴儿竖起来,轻轻拍背,帮助婴儿排出胃内空气(待婴儿"打嗝"排出吞咽的空气),右侧卧位(可适当抬高头肩部)约半小时。见彩图1－2－2－3。

(7)整理用物,记录摄入乳量及哺乳情况。

2. 口滴法 适用于有吞咽能力而吸吮能力低下或丧失的衰弱患儿。

(1)带用物至床旁,为患儿更换尿布,工作人员洗手。

(2)用小杯盛乳液放于大宽口杯热水中以保持温度。

(3)抱患儿成哺喂姿势,使患儿头部枕在护理人员左臂上成半卧位,不能抱起者应把头垫高并取侧卧位,给患儿围好饭巾。

(4)用滴管吸乳液,先滴1滴乳液在患儿口颊内,注视患儿有下咽动作后再滴第2滴。每次滴入量视患儿吞咽情况而定,乳液切勿过多,以免呛咳。

(5)喂毕用饭巾擦净嘴角,将患儿竖抱起轻拍背部驱气,放回床上右侧卧约半小时。

(6)整理用物,记录。

【流程图】

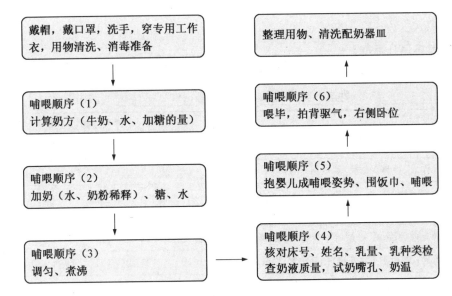

【注意事项】

1. 哺喂时乳液要始终充满奶嘴，以免吮入气体引起腹胀或呕吐。

2. 乳瓶颈不要压在婴儿唇上，以免妨碍吸吮和吞咽。

3. 奶嘴的两孔呈直线与婴儿嘴平行，使奶液顺着婴儿口颊缓流而咽下，避免引起呛咳。奶嘴孔堵塞时，应以无菌手法重新更换奶嘴。

4. 患儿吸吮过急有呛咳时，应暂停哺喂，轻拍后背，稍休息片刻再喂。

5. 注意观察病情，如有腹胀可适当减量，以防呕吐或影响呼吸。

6. 母乳不足而加喂牛乳者，应先喂母乳后再喂配方乳。

【思考题】

1. 2 个月婴儿人工喂养，选用牛奶，请计算一天的奶方（即牛奶、糖、水各多少）？

2. 一个出生 20 天的新生儿，哺喂后有溢乳，请你考虑应注意哪些问题，以及有效的预防措施。

3. 在家里消毒奶具时，通常可采用哪些方法？请说出煮沸消毒的具体方法。

附：哺喂的相关知识

（一）正确给奶嘴扎空眼的方法

使用缝衣针在火（蜡烛或酒精灯）上加热，然后撤离火源，在空气中稍置几分钟，在奶嘴直径圆周心两侧各打一个孔（需要反复 3～4 次完成）。煮沸消毒后备用。

（二）乳头护理方法

母亲哺乳前先洗净双手，用毛巾蘸清水擦净乳头及乳晕，保持乳头清洁、干燥。如果遇乳头下陷、回缩的情况，可用吸奶器进行每日的牵拉吸引，使之达到正常位置便于婴儿吸吮。哺乳时，用手轻压乳房，帮助或控制乳汁的流出。在喂完奶后可挤出一点奶汁涂于乳头，防

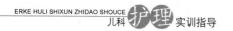
止乳头擦伤或皲裂。平时母亲应选择吸汗、比较宽松的衣服,清洗乳房的毛巾、水盆要专用,以免交叉感染。

【操作考核评分标准】

配乳、哺乳法

班级 _____   姓名 _____   学号 _____   得分 _____

项 目	操作要求	分值	评分等级及分值 A	B	C	D	实际得分
仪　表	工作衣、换鞋,戴帽,戴口罩,洗手	6	6	5	4	3～0	
用　物	备齐用物(奶瓶、奶嘴、牛乳、糖、小饭巾等配奶用物)	8	8	7	6	5～0	
操作过程	奶方计算准确(奶量、糖、水、计算熟练)	12	12	9	6	3～0	
	用具煮沸消毒方法正确(用具放置、水量、消毒时间)	6	6	4	2	0	
	奶粉配制比例正确(容积、重量比例)	8	8	4	2	0	
	牛奶配制方法正确(奶、加糖、加水、调匀、消毒)	10	10	8	6	4～0	
	检查(奶液有否变质、核对床号、姓名、乳液种类、乳量)	6	6	5	4	3～0	
	检查奶液温度、奶嘴孔是否合适	6	6	4	2	1～0	
	抱婴儿的姿势是规范	6	6	5	4	3～0	
	哺喂手法正确程度(奶嘴放在位置,奶瓶倾斜度)	6	6	4	2	1～0	
	喂奶后婴儿处理(拍背、驱气、婴儿体位)	6	6	4	2	1～0	
	整理用物、记录	4	4	3	2	1～0	
动作规范	无菌操作手法	10	10	8	6	4～0	
操作熟练程度	动作熟练、有条不紊	6	6	4	2	1～0	
总　计		100					

三、知识能力测试

1. 婴儿最佳的喂养方式是　　　　　　　　　　　　　　　　　　　　　　　　　　(　　)

    A. 母乳喂养　　　　　　　　　B. 混合喂养

    C. 人工喂养　　　　　　　　　D. 部分母乳喂养

    E. 以上都不是

2. 无法母乳喂养时,最好选用　　　　　　　　　　　　　　　　　　　　　　　　(　　)

    A. 全脂奶粉　　B. 鲜牛乳　　　C. 羊乳　　　　D. 配方奶粉　　　E. 奶糕

3. 母乳喂养的婴儿每日需蛋白质　　　　　　　　　　　　　　　　　　　　　　　(　　)

　　　　A. 2g　　　　　　B. 2.5g　　　　　　C. 3.5g　　　　　D. 4g　　　　　E. 4.5g

4. 婴儿每日水的需要量为　　　　　　　　　　　　　　　　　　　　　　　（　　）

　　　　A. 110ml/kg　　　　　　　　　　　B. 125ml/kg

　　　　C. 150ml/kg　　　　　　　　　　　D. 100ml/kg

　　　　E. 75ml/kg

5. 3个月小儿,体重5kg,人工喂养,其每日所需的奶量、糖量、补水量　　　　（　　）

　　　　A. 牛奶550ml,糖44g,水750ml

　　　　B. 牛奶550ml,糖44g,水200ml

　　　　C. 牛奶500ml,糖40g,水750ml

　　　　D. 牛奶500ml,糖40g,水300ml

　　　　E. 牛奶500ml,糖25g,水300ml

6. 全脂奶粉1容量加水多少容量即等于全乳　　　　　　　　　　　　　　　（　　）

　　　　A. 1容量水　　　　　　　　　　　　B. 2容量水

　　　　C. 3容量水　　　　　　　　　　　　D. 4容量水

　　　　E. 8容量水

7. 婴儿溢乳是由于　　　　　　　　　　　　　　　　　　　　　　　　　　（　　）

　　　　A. 幽门肥大性狭窄　　　　　　　　　B. 贲门松弛

　　　　C. 高热　　　　　　　　　　　　　　D. 消化道梗阻

　　　　E. 幽门紧张

8. 母乳喂养的优点,以下哪项是不正确的　　　　　　　　　　　　　　　　（　　）

　　　　A. 可以增进母婴间的感情

　　　　B. 钙磷比例1.2∶1

　　　　C. 糖、脂肪、蛋白质三大物质的比例较适宜

　　　　D. 含解脂酶较多,有利于消化

　　　　E. 含有免疫成分

9. 有关矫正牛乳缺点的方法,以下哪项是错误的　　　　　　　　　　　　（　　）

　　　　A. 加水稀释　　　　　　　　　　　　B. 加糖10%

　　　　C. 加米汤稀释　　　　　　　　　　　D. 煮沸减少污染

　　　　E. 煮沸又可使凝块变小,易消化

10. 辅食添加的原则中,哪项是错误的　　　　　　　　　　　　　　　　　（　　）

　　　　A. 由少到多　　　　　　　　　　　　B. 由一种到多种

　　　　C. 由粗到细　　　　　　　　　　　　D. 由稀到稠

　　　　E. 患病时暂停添加

11. 下列辅食添加哪项是错误的　　　　　　　　　　　　　　　　　　　　（　　）

　　　　A. 1～3个月添加鱼肝油　　　　　　B. 2～3个月添加蛋黄

　　　　C. 1～3个月添加水果汁　　　　　　D. 4～6个月添加米汤、米糊

　　　　E. 7～9个月添加馒头片

12. 早产婴儿补充维生素D应　　　　　　　　　　　　　　　　　　　　　（　　）

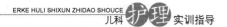
A. 生后 1 个月补充维生素 D800IU/日

B. 生后 2 周补充维生素 D800IU/日

C. 生后 2 周补充维生素 D400IU/日

D. 生后 1 个月肌注维生素 D400IU/日

E. 以上都不是

13. 授乳后婴儿应取的体位是　　　　　　　　　　　　　　　　（　　）

A. 左侧卧位　　B. 右侧卧位　　　C. 平卧位　　　D. 头侧位　　　E. 俯卧位

项目三　日常生活护理

【项目所需时间】

实训 3 学时。

【素质要求】

1. 护士服、鞋、帽整洁。

2. 举止端庄,具有和儿童、家长沟通的技巧。

3. 尊重儿童,语言柔和,态度和蔼。

4. 安全意识强。

【实训目的】

1. 清洁皮肤,增进其舒适感。

2. 促进血液循环,活动肌肉和肢体。

3. 观察小儿全身情况,尤其是皮肤情况。

一、淋　浴

【实训时间】

45min

【实训方式】

教师示教讲解→学生操作练习→学生回示范→实验室开放,学生练习→操作考核

【实训准备】

1. **环境准备**　关上室内门窗,调节室温至 24～28℃,水温 38～40℃。

2. **用物准备**　体重计、毛巾(1 条)、浴巾(2 条)、衣服、尿布、沐浴露、液状石蜡、婴儿爽身粉等。淋浴池内放一头高足低的垫架,上置海绵垫,外包塑料布,上铺消毒垫子。将用物按顺序放好。

3. **工作人员自身准备**　护士系上围裙,戴口罩,剪指甲,摘除手表及首饰,洗手。

【实训内容】

操作方法如下:

1. 将婴儿置于操作台上,解开衣服,检查手圈、脚圈、胸牌(新生儿),核对姓名、床号,脱去衣服,撤除尿布,观察婴儿全身情况。

2. 第一次沐浴的新生儿,用消毒纱布蘸消毒液状石蜡擦去皮肤上的胎脂。

3. 试水温并用温水淋湿、温暖臀垫纸。如彩图 1－3－1－1。将婴儿抱至淋浴池垫架

上,用毛巾洗净脸部(眼睛,由内眦到外眦→前额→面颊部)。如彩图1-3-1-2。然后淋湿头发(用手掩盖耳孔或将耳郭向前反折,防止水流入耳内)。如彩图1-3-1-3。最后冲湿全身。

4. 用手搓沐浴露成泡沫,擦在婴儿身上(顺序:头、颈、腋下、双上肢、胸腹、后背、双下肢、腹股沟、会阴部、臀部)。用清水冲净(顺序:头、颈、腋下、双上肢、胸腹、后背、腹股沟、会阴部、臀部、双下肢)。

5. 洗毕,注意保暖,用大毛巾包裹全身并蘸干水分。如彩图1-3-1-4。将婴儿抱至操作台上磅测体重并记录。如彩图1-3-1-5。脐部护理(新生儿)。必要时在颈部、腋下和腹股沟等皮肤皱褶处扑上少许婴儿爽身粉。如彩图1-3-1-6。

6. 兜好尿布,穿上衣服,新生儿需检查手圈、脚圈、胸牌字迹是否清晰,脱落者补上,核对床号、姓名、性别。将婴儿抱送回母亲。如彩图1-3-1-7。

7. 整理用物,详细记录护理单。

【流程图】

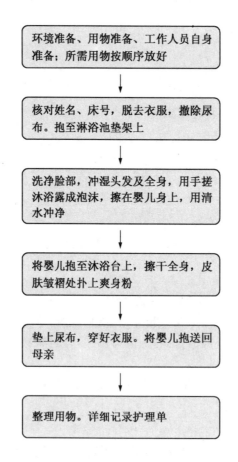

环境准备、用物准备、工作人员自身准备;所需用物按顺序放好

↓

核对姓名、床号,脱去衣服,撤除尿布。抱至淋浴池垫架上

↓

洗净脸部,冲湿头发及全身,用手搓沐浴露成泡沫,擦在婴儿身上,用清水冲净

↓

将婴儿抱至沐浴台上,擦干全身,皮肤皱褶处扑上爽身粉

↓

垫上尿布,穿好衣服。将婴儿抱送回母亲

↓

整理用物。详细记录护理单

【注意事项】

1. 动作轻快,注意保暖,减少暴露。水温和室温适宜,防止婴儿受凉或损伤。

2. 冲洗时防止水溅入眼、耳、口、鼻内,防止污染脐带,保持脐部干燥。冲前胸时用手挡住脐部,冲头颈时用手挡住脸部。

3. 注意安全,防止烫伤和跌伤,操作者中途不得离开婴儿。扑粉时,避免爽身粉进入眼内或吸入呼吸道。

4. 淋浴过程中注意观察皮肤和全身情况,如有异常应及时处理。

5. 宜选用中性肥皂或沐浴露,清洗脸部时不能使用肥皂或沐浴露。

6. 严格区分沐浴前与沐浴后区域,两个婴儿之间应严格执行洗手制度,预防交叉感染。有感染的婴儿应放在最后处理,用物单独消毒。

7. 头部血肿、难产(产钳、头吸、臀牵引)者,可观察 24 小时后再行初次沐浴,重症婴儿病情稳定后再沐浴;头部有血迹时,先用水淋湿后再用小梳子轻轻梳理。

8. 沐浴应在婴儿喂奶前或喂奶后 1 小时进行,以免呕吐和溢奶。

【思考题】

1. 淋浴适宜的水温是多少? 如何判断?

2. 淋浴的目的与注意事项?

【操作考核评分标准】

淋　　浴

班级_____　　姓名_____　　学号_____　　得分_____

项目	内　容	分值	评分等级及分值				实际得分
			A	B	C	D	
仪表	工作衣、帽、鞋穿戴整齐,修剪指甲,摘除手表及首饰	5	5	4	3	2~0	
操作前准备	备齐用物,放置合理,调节磅秤。严格区分清洁区与非清洁区	15	15	10	5	4~0	
	关好门窗,调节室温	3	3	2	1	0	
	备好沐浴用水,温度适宜	5	5	4	3	2~0	
操作过程	解释、核对床号、姓名、性别	5	5	4	3	2~0	
	检查手圈、脚圈、胸牌(新生儿)。脱去婴儿衣物方法、顺序正确,观察全身情况	3	3	2	1	0	
	试水温,用温水淋湿臀垫纸	3	3	2	1	0	
	清洗眼面部方法、顺序正确	5	5	4	3	2~0	
	清洗头发、躯体、四肢方法,顺序正确	10	10	8	6	4~0	
	清洗中眼、耳、鼻、口无进水	10	10	8	6	4~0	
	称体重并记录,用大毛巾包裹并蘸干水分	2	2	1	0	0	
	脐部护理	3	3	2	1	0	
	在皮肤皱褶处扑上爽身粉,手法正确	3	3	2	1	0	
	垫尿布、穿衣服方法正确	2	2	1	0	0	

续　表

| 项目 | 内　容 | 分值 | 评分等级及分值 | | | | 实际得分 |
			A	B	C	D	
操作过程	检查手圈、脚圈、胸牌(新生儿),送回产妇身边,核对	3	3	2	1	0	
	浴前、浴中、浴后抱婴儿方法正确	8	8	6	4	2~0	
操作熟练程度	动作轻柔流畅,有条不紊	10	10	8	6	4~0	
操作后	整理用物,放置合理	5	5	4	3	2~0	
总计		100					

二、盆　浴

【实训时间】

45min

【实训方式】

教师示教讲解→学生操作练习→学生回示范→实验室开放,学生练习→操作考核

【实训准备】

1. 环境准备　关上室内门窗,调节室温至 24~28℃。

2. 用物准备　毛巾、浴巾、衣服、尿布、沐浴露、液状石蜡、婴儿爽身粉等。将用物按顺序放好。澡盆内放 1/2~2/3 温热水,水温 38~40℃(用前臂试水温,以不烫手为合适)。如彩图 1-3-2-1。另外,备用水罐内放 50~60℃热水,备用。

3. 工作人员自身准备　护士系上围裙,戴口罩,剪指甲,摘除手表及首饰,洗手。

【实训内容】

操作方法如下:

1. 检查手圈、脚圈、胸牌(新生儿),核对床号、姓名、性别。脱去婴儿衣服(保留尿布),用大毛巾包裹婴儿全身。

2. 以左前臂托住婴儿背部,左手托住头部,将躯干、下肢挟于护理者腋下,移至盆边。如彩图 1-3-2-2。

3. 用湿毛巾擦眼(由内眦→外眦),更换毛巾部位以同法擦另一眼,同法擦耳(由内向外)→前额→面颊部,禁用肥皂(或沐浴露)。

4. 左手拇指和中指分别将双耳郭向前折,堵住外耳道口,以防止水流入耳内,右手将肥皂(或沐浴露)搓成泡沫涂于头发上,用清水冲洗擦干。

5. 盆底铺垫一块毛巾,以免婴儿滑动,解开大毛巾,去除尿布。

6. 将婴儿头枕在护理者左手腕上,左手握住其左肩关节,用右手握住小儿左髋关节使

其臀部位于护理者前臂上,轻轻将婴儿放在浴盆内。如彩图1-3-2-3。

7. 用右手将肥皂(或沐浴露)搓成泡沫,按顺序洗颈下、腋下、臂、手、胸腹、背(如彩图1-3-2-4)、腿、脚、会阴、臀部,边洗边冲净。

8. 洗毕,迅速将婴儿依放入水中的方法抱出,用大毛巾包裹全身并蘸干水分,从上到下检查全身各部位,必要时在皮肤皱褶处扑少许爽身粉。

9. 兜上尿布,穿好衣服,必要时修剪指甲。将婴儿抱送回母亲,核对床号、姓名、性别。

10. 整理用物,详细记录护理单。

【流程图】

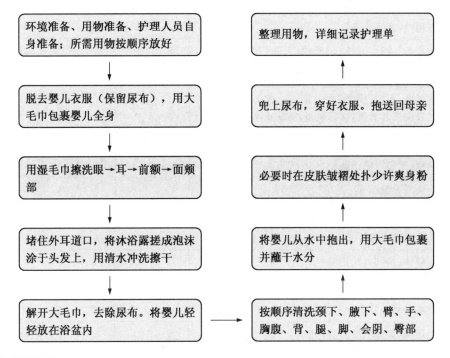

【注意事项】

1. 动作轻快,注意保暖,减少暴露。水温和室温适宜。防止婴儿受凉或损伤。

2. 在冲洗过程中,护理者的左手应始终握牢小儿左肩处,只在洗背部时,左、右手交接小儿,使小儿头靠在护理者的右手臂上。

3. 扑粉时,避免爽身粉进入眼内或吸入呼吸道。

4. 注意观察皮肤和全身情况,如有异常应及时处理。

5. 注意洗澡用具的消毒隔离,防止交叉感染。如:毛巾、浴巾做到每人更换;两个婴儿之间严格执行洗手制度;浴盆要消毒后才能洗浴下一个婴儿;有感染的婴儿应放在最后处理,用物单独消毒。

6. 宜选用中性肥皂或沐浴露,清洗脸部时不能使用肥皂或沐浴露。

7. 沐浴应在婴儿喂奶前或喂奶后1小时进行,以免呕吐和溢奶。

【思考题】

1. 盆浴与淋浴有哪些不同之处?

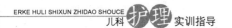

2. 盆浴时要注意哪些方面？

【操作考核评分标准】

盆 浴

班级＿＿＿＿＿＿ 姓名＿＿＿＿＿＿ 学号＿＿＿＿＿＿ 得分＿＿＿＿＿＿

项目	操作要求	分值	评分等级及分值				实际得分
			A	B	C	D	
仪表	工作衣、帽、鞋穿戴整齐，戴好口罩，修剪指甲，摘除手表及首饰	5	5	4	3	2～0	
操作前准备	备齐用物，放置合理	5	5	4	3	2～0	
	环境准备	5	5	4	3	2～0	
	备好沐浴用水，温度适宜	5	5	4	3	2～0	
操作过程	检查手圈、脚圈、胸牌（新生儿），核对床号、姓名、性别。脱去婴儿衣服，保留尿布，方法正确	5	5	4	3	2～0	
	浴前、浴中、浴后抱婴儿方法正确	14	14	10	6	2～0	
	清洗眼、面部方法正确	10	8	6	4	2～0	
	清洗头发方法正确	10	8	6	4	2～0	
	盆底铺垫一块毛巾，去除大毛巾、尿布方法正确	5	5	4	3	2～0	
	婴儿放入盆内方法正确	5	5	4	3	2～0	
	清洗躯体、四肢方法正确	5	5	4	3	2～0	
	将婴儿从水中抱出，用大毛巾包裹并蘸干水分	3	3	2	1	0	
	在皮肤皱褶处扑上爽身粉，手法正确	3	3	2	1	0	
	兜上尿布、穿好衣服方法正确	5	5	4	3	2～0	
操作熟练程度	动作轻柔流畅，有条不紊 新生儿需检查手圈、脚圈、胸牌（新生儿）	10	8	6	4	2～0	
操作后	整理用物，放置合理	5	5	4	3	2～0	
总计		100					

三、更换尿布法

【实训目的】

保持臀部皮肤清洁、干燥、舒适，预防尿布皮炎。

【实训时间】

15min

【实训方式】

教师示教讲解→学生操作练习→学生回示范→实验室开放,学生练习→操作考核

【实训准备】

1. 环境准备　保持适宜的房间温度在 26℃左右,避免对流风。

2. 用物准备　替换的衣物、尿布兜、尿布、小盆温水、小毛巾。

3. 护理人员准备　摘掉手上首饰,剪指甲、洗手,并相互揉搓使双手温暖。

【实训内容】

1. 备齐用物　将尿布折成合适的长条形,放置婴儿的右侧备用。

2. 去除污湿的尿布　解开被大小便污染的尿布。用一(右)手将尿布洁净的上端由上而下边擦净会阴部边翻卷(将污染的包卷在内侧)垫于臀下,另一(左)手握住小儿的两脚轻轻提起,露出臀部,同样边擦净臀部边翻卷尿布,取下污湿尿布(将污湿部分卷折在里面),放入尿布桶中。

3. 清洗　如有大便污染,用温水冲洗臀部,轻轻吸干。

4. 换干净尿布　用一(左)手握住小儿的两脚轻轻提起,使臀部略抬高,放置尿布兜并将干净折叠好的尿布一端垫于臀部,上缘齐腰部(男婴可将尿布多余折叠部分放在婴儿的下腹部端,而女婴则放在臀部端),另一端由会阴部兜至下腹部,平脐以下,扣好尿布兜。

5. 拉平尿布,整理用物。

【流程图】

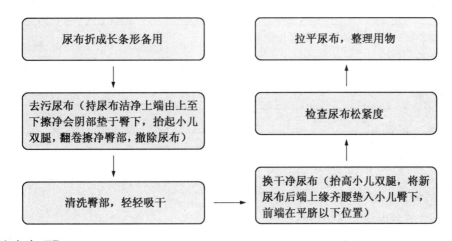

【注意事项】

1. 操作时,动作要轻快,避免受凉。

2. 尿布的宽度、松紧应适宜,过宽过紧会影响小儿活动及擦伤外生殖器,过窄、过松会使大便外溢。

3. 尿布前后端位置应适宜,后端过高易污湿衣服,使婴儿受凉。前端平脐以下,尤其是脐带没有脱落的新生儿,不能盖脐部,导致感染。

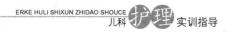
【思考题】

1. 为何系尿布时前端高度应注意在脐以下?

2. 为婴儿选择内衣、尿布时,应注意什么?

【操作考核评分标准】

更换尿布法

班级_____   姓名_____   学号_____   得分_____

项 目	操作要求	分值	评分等级及分值				实际得分
			A	B	C	D	
仪 表	工作衣、帽、鞋穿戴整齐,修剪指甲	5	5	4	3	2～0	
用 物	备齐用物(毯子、绳带子、替换的衣物、尿布兜、尿布、小盆温水、小毛巾),放置合理	10	10	8	6	5～0	
操 作 过 程	关好门窗,调节室温	5	5	4	3	2～0	
	新尿布折成长条形备用	8	8	6	4	3～0	
	去除污湿尿布方法、步骤正确	12	12	9	6	5～0	
	臀部清洗正确	8	8	7	6	5～0	
	换干净尿布方法正确	12	12	9	6	5～0	
	系尿布平整,高度、紧松度合适	12	12	9	6	5～0	
	处理污湿尿布	8	8	6	4	3～0	
	整理用物	8	8	6	4	3～0	
动作规范	动作轻重适宜、有条不紊,注意保护脊柱、关节安全	6	6	4	2	1～0	
操作熟练程度	操作手法轻柔熟练	6	6	4	2	1～0	
总 计		100					

四、尿布皮炎护理法

【实训目的】

避免婴儿臀部皮肤发红和糜烂。

【实训时间】

15min

【实训方式】

教师示教讲解→学生操作练习→学生回示范→实验室开放,学生练习→操作考核

【实训准备】

1. **环境准备** 保持适宜的房间温度在 26℃左右,避免对流风。

2. 用物准备　毯子(小薄被子)、绳带子。

3. 护理人员准备　摘掉手上首饰,剪指甲、洗手,并相互揉搓使双手温暖。

【实训内容】

1. 松开尿布,评估婴儿臀部皮肤情况。

2. 根据婴儿臀部皮炎情况,选择不同护理方法:

(1) 采用暴露法,臀下仅垫尿布,不加包裹,使臀部暴露于空气或阳光下。

(2) 采用灯光照射法,洗净臀部后,暴露臀部皮肤,用 25W 灯泡的鹅颈灯照射,灯距皮肤约 33cm(操作者可用前臂内侧测试有温热感即可),每次照射 20～30min,每日 3 次。操作时护士必须坚持守护患儿,避免烫伤。照射后,局部涂油膏。

(3) 清洗局部皮肤,涂 5‰鞣酸软膏,40％氧化锌油或呋锌油等保护皮肤。

【流程图】

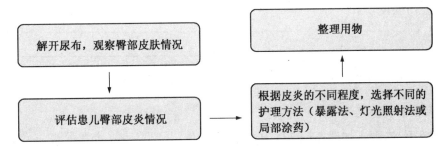

【注意事项】

1. 为避免及减少尿布皮炎发生,尿布宜选择柔软、吸水性好、透气好、色泽淡的棉布。

2. 应勤换尿布,保持皮肤清洁干燥。

3. 避免用塑料布等在尿布外包裹,遇腹泻时,注意及时清洗臀部,并涂一层植物油以保护皮肤。

【思考题】

1. 请说出预防尿布皮炎的措施。

【操作考核评分标准】

尿布皮炎护理法

班级＿＿＿＿＿　　姓名＿＿＿＿＿　　学号＿＿＿＿＿　　得分＿＿＿＿＿

项　目	操作要求	分值	评分等级及分值				实际得分
			A	B	C	D	
仪　表	工作衣、帽、鞋穿戴整齐,修剪指甲	5	5	4	3	2～0	
用　物	备齐用物(尿布兜、尿布、小盆温水、小毛巾),放置合理	10	10	8	6	5～0	
操作过程	关好门窗,调节室温	5	5	4	3	2～0	
	评估臀部皮肤状况正确	8	8	6	4	3～0	

续　表

项　目	操作要求	分值	评分等级及分值				实际得分
			A	B	C	D	
操作过程	选择护理方法正确	12	12	9	6	5～0	
	放置鹅颈灯距离和照射时间合理	12	12	9	6	5～0	
	清洗臀部方法正确	8	8	6	4	3～0	
	选择药物正确	12	12	9	6	5～0	
	涂药方法正确	8	8	6	4	3～0	
	整理用物	8	8	6	4	3～0	
动作规范	动作轻重适宜、有条不紊	6	6	4	2	1～0	
操作熟练程度	操作手法轻柔熟练	6	6	4	2	1～0	
总计		100					

五、婴儿包裹法

【实训目的】

避免婴儿受凉,便于护理人员进行护理操作。

【实训时间】

15min

【实训方式】

教师示教讲解→学生操作练习→学生回示范→实验室开放,学生练习→操作考核

【实训准备】

1. **环境准备**　保持适宜的房间温度在26℃左右,避免对流风。

2. **用物准备**　毯子(小薄被子)、绳带子。

3. **护理人员准备**　摘掉手上首饰,剪指甲、洗手,并相互揉搓使双手温暖。

【实训内容】

1. 将毯子平铺。

2. 让婴儿睡在毯子的对角中央,将婴儿身体一侧的角拉起包住婴儿后,折放在婴儿的身体下。让婴儿的双腿保持稍蜷曲外展的自然体位状,将婴儿脚端的一角沿婴儿脚底处留一个手掌宽的长度上折,再将婴儿身体的另一侧角拉起折放于婴儿对侧的身体下。如彩图1-3-5-1、彩图1-3-5-2及彩图1-3-5-3。

3. 用带子松松地打结固定。

【流程图】

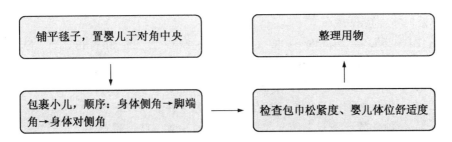

【注意事项】

1. 操作时,动作要轻快,避免婴儿受凉。

2. 包裹婴儿时,松紧度应适宜,胸部以成人手能插入为宜。过紧,四肢活动受限,不利于动作发育,也限制了胸部的活动,而影响肺的发育和呼吸活动及功能,同时也会压迫腹部,影响胃和肠道的蠕动,使消化功能降低,而影响食欲。

【思考题】

1. 我国民间最传统的保暖方法"蜡烛包"保暖,主要缺点有哪些?

【操作考核评分标准】

婴儿包裹法

班级_____ 姓名_____ 学号_____ 得分_____

项 目	操作要求	分值	评分等级及分值				实际得分
			A	B	C	D	
仪 表	工作衣、帽、鞋穿戴整齐,修剪指甲	5	5	4	3	2~0	
用 物	备齐用物(毯子、绳带子),放置合理	10	10	8	6	5~0	
操作过程	关好门窗,调节室温	5	5	4	3	2~0	
	毯子平铺,放置小儿体位合适	7	7	5	3	2~0	
	掸平小儿衣物	7	7	5	3	2~0	
	包巾步骤正确	12	12	9	6	5~0	
	包巾方法正确	12	12	9	6	5~0	
	包巾折叠长度适宜	10	10	8	6	5~0	
	包巾紧松度适宜	10	10	8	6	5~0	
	包巾美观、整齐	10	10	8	6	5~0	
动作规范	动作轻重适宜、有条不紊,注意保护小儿安全	6	6	4	2	1~0	
操作熟练程度	操作手法轻柔熟练	6	6	4	2	1~0	
总 计		100					

六、知识能力测试

1. 淋浴时室温应保持在 （　　）
   A. 24～28℃　　B. 38～40℃　　C. 22～24℃　　D. 36～38℃　　E. 20～22℃

2. 淋浴时用手搓沐浴露成泡沫，擦在婴儿身上，基本顺序是 （　　）
   A. 头→颈→双上肢→腋下→躯干→腹股沟→臀部→双下肢
   B. 头→颈→腋下→双上肢→躯干→腹股沟→臀部→双下肢
   C. 头→颈→腋下→双上肢→躯干→腹股沟→双下肢→臀部
   D. 头→颈→双上肢→躯干→腋下→腹股沟→臀部→双下肢
   E. 头→颈→双上肢→腋下→躯干→双下肢→腹股沟→臀部

3. 盆浴时水温应保持在 （　　）
   A. 38～40℃　　B. 50～60℃　　C. 24～28℃　　D. 20～22℃　　E. 35～36℃

4. 沐浴后如需扑爽身粉，应扑在 （　　）
   A. 颈部　　　　B. 腋下　　　　C. 腹股沟　　　　D. 腘窝　　　　E. 以上都对

5. 沐浴的最合适时间应该选择什么时候 （　　）
   A. 哺乳后1小时　　　　　B. 随时　　　　C. 哺乳20分钟后
   D. 哺乳10分钟后　　　　E. 哺乳5分钟后

6. 婴儿盆浴时应关上门窗，并将室温调节至 （　　）
   A. 20℃　　　B. 22℃　　　C. 40℃　　　D. 38℃　　　E. 24～28℃

7. 更换尿布时，应使新尿布前端边缘处于婴儿腹部的哪个位置 （　　）
   A. 剑突下　　　B. 剑突上　　　C. 脐上　　　D. 脐下
   E. 耻骨联合上缘

8. 以下关于更换尿布的做法，哪一项是正确的 （　　）
   A. 腹泻小儿若每次排出的粪便较多，为防止污染床单位，可使用塑料布包裹会阴部
   B. 男婴可将尿布多余折叠部分放在婴儿的臀部端，而女婴则放在下腹部端
   C. 去除污湿尿布时，应由下往上擦净会阴部
   D. 为防止大小便漏出，包尿布时应尽量紧贴皮肤
   E. 尿布宜选择柔软、吸水性好、透气性好、色泽淡的棉布

9. 患儿因腹泻2天就诊，体检发现肛门周围皮肤潮红、有皮疹，为其进行护理时，除清洁臀部皮肤外，局部可涂下列哪种药膏 （　　）
   A. 植物油　　B. 鱼肝油　　C. 氧化锌软膏　　D. 克霉唑　　E. 呋锌油

10. 下列哪项是腹泻患儿预防臀红最有效的护理措施 （　　）
    A. 禁食　　　B. 更换尿布　　　C. 大便后及时清洗臀部
    D. 暴露臀部皮肤　　　　E. 臀部涂爽身粉

11. 采用鹅颈灯照射治疗尿布皮炎时，灯泡与婴儿皮肤间距离约为 （　　）
    A. 15cm　　B. 20cm　　C. 25cm　　D. 33cm　　E. 45cm

项目四　婴幼儿体格锻炼

【项目所需时间】

实训 10 学时。

【素质要求】

1. 护士服、鞋、帽整洁。

2. 举止端庄,具有和儿童、家长沟通的技巧。

3. 尊重儿童,语言柔和,态度和蔼。

4. 安全意识强。

一、抚　　触

【实训目的】

1. 促进生长发育

(1) 促进婴儿的血液循环,加速新陈代谢。

(2) 加快免疫系统的完善,提高免疫力。

(3) 通过对婴儿全身皮肤、感官的刺激,促使婴儿神经系统的发育和智能的成熟。

2. 促进身心健康

(1) 使婴儿情绪稳定,心情愉快,获得深度睡眠,有助于宝宝的身心健康。

(2) 增进母婴间情感交流。

【实训时间】

2 学时

【实训方式】

教师示教讲解→学生操作练习→学生回示范→实验室开放,学生练习→操作考核

【实训准备】

1. 环境准备　保持适宜的房间温度(26℃左右),避免对流风。室内安静、清洁,可以播放轻音乐做背景。

2. 用物准备　大毛巾、尿布、更换的衣物、润肤油。

3. 抚触人员自身准备　摘掉手上饰物,剪指甲、洗手,倒一些婴儿润肤油于掌心,并相互揉搓使双手温暖。

【实训内容】

操作方法如下:

携所需用物至床旁,放置操作台右上角,平铺大毛巾,婴儿采取舒适的体位。核对床号、姓名、性别等基本信息,评估婴儿身体状况及情绪是否适宜抚触。脱去婴儿衣物,取仰卧位。

1. **头部** 操作者用手轻轻捧起婴儿的脸,同时以平静、轻柔的声音和他说话,说话时眼睛看着宝宝,用两手拇指从前额中央交替着向额头上部滑动。两手拇指相对呈"一"字从前额中央向两侧颞部滑动,至太阳穴轻轻按压,见彩图1-4-1-1。接着用两手拇指指腹从下颌中央向外、上滑动呈"微笑状",至耳屏轻轻按压。用两手掌面从前额发际抚向后发际,至乳突处轻轻按压,见彩图1-4-1-2。

2. **胸部** 两手指聚拢,用指腹交替着从胸下外侧肋缘处向对侧肩峰滑动,注意避开乳头。两手交替操作,注意两手之间动作的衔接,要保持连贯性,见彩图1-4-1-3。

3. **腹部** 两手尽可能放平掌面,分别从宝宝的右下腹沿顺时针方向滑至左下腹,划一个开口朝下的半圆,两手交替进行,避开脐部。同样注意两手之间的衔接,保持动作的连贯性,见彩图1-4-1-4。

4. **四肢**

(1) 左上肢抚触:双手交替呈圈状握住宝宝的上肢近端,边挤压或环绕揉搓肌肉边滑向远端。两手拇指指腹从掌面跟侧依次推向指侧,使婴儿小手张开,再用聚拢的食指、中指指腹交替从手腕背部抚至手指。用左手托住婴儿的手,右手的拇指、食指和中指轻轻捏住宝宝的手指,从大拇指开始依次提捏每个手指,保持动作流畅。见彩图1-4-1-5。

(2) 右上肢抚触:手法同左上肢。

下肢抚触手法同上肢。

5. **背部** 婴儿呈俯卧位,头侧位。以脊柱为中线,双手五指并拢分别放在脊柱两旁,向两侧滑动,由上至下,直至整个背部。以脊柱为中线,双手食指与中指并拢,由上而下滑行至骶尾部。见彩图1-4-1-6。

6. **臀部** 两手尽可能放平手掌,分别从宝宝骶尾部开始,呈扇形向两侧划个大圈,见彩图1-4-1-7。

最后左右手交替,用掌面由头部抚至腰骶部,放松婴儿全身肌肉。包上尿布,穿好衣服,再次核对,送至母亲身边。整理用物,记录婴儿反应情况。

婴儿抚触口诀:

头部:展展眉,笑一笑,摸摸头。

胸腹:交叉胸,顺时针,旋转肚。

四肢:捏捏手,捏捏脚。

背部:横摸背,竖摸背。

边按边数数,宝宝快长大。

【流程图】

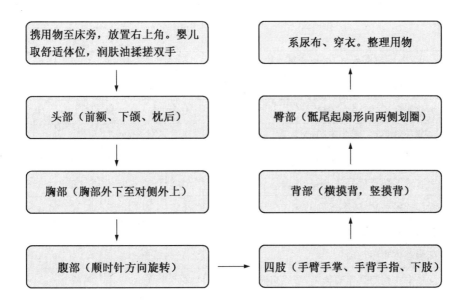

携用物至床旁，放置右上角。婴儿取舒适体位，润肤油揉搓双手

↓

头部（前额、下颌、枕后）

↓

胸部（胸部外下至对侧外上）

↓

腹部（顺时针方向旋转）　→　四肢（手臂手掌、手背手指、下肢）

↑

背部（横摸背，竖摸背）

↑

臀部（骶尾起扇形向两侧划圈）

↑

系尿布、穿衣。整理用物

【注意事项】

1. 选择婴儿充分休息后情绪稳定时抚触。以哺乳后 1 小时进行抚触为宜。当婴儿觉得疲劳、饥渴或烦躁时都不适宜抚触。宝宝情绪反应激烈时，也需停止抚触。

2. 每次抚触 15～20 分钟即可，也可根据婴儿的需要，一旦感觉婴儿满足了即可以停止。

3. 抚触中注意用指腹的力量，开始时动作要轻、柔、连贯，然后逐渐增加压力，让婴儿慢慢适应。

4. 抚触中要传递爱与关怀，用轻柔的语言和微笑和婴儿进行情感交流。

5. 避免让婴儿的眼睛接触润肤油。

【思考题】

1. 婴儿抚触的最佳时间是什么时候？

2. 请说出婴儿抚触的顺序。

3. 婴儿抚触的目的是什么？

4. 请详细描述婴儿抚触的操作步骤。

【操作考核评分标准】

抚　触　法

班级_____　　姓名_____　　学号_____　　得分_____

项　目	操作要求	分值	评分等级及分值				实际得分
			A	B	C	D	
仪　表	工作衣、帽、鞋穿戴整齐，修剪指甲	4	4	3	2	1～0	
用　物	备齐用物（大毛巾一条、衣服、润肤油、尿布），放置合理	4	4	3	2	1～0	

续 表

项 目	操作要求	分值	评分等级及分值				实际得分
			A	B	C	D	
操作过程	关好门窗,调节室温,播放背景音乐	4	4	3	2	1~0	
	手温适宜,搽润肤油	4	4	3	2	1~0	
	头部抚触手法、顺序正确	16	16	14	12	10~0	
	胸部抚触手法、顺序正确	6	6	5	4	3~0	
	腹部抚触手法、顺序正确	6	6	5	4	3~0	
	上肢或下肢抚触手法、顺序正确	12	12	10	8	6~0	
	背部抚触手法、顺序正确	6	6	5	4	3~0	
	臀部抚触手法、顺序正确	6	6	5	4	3~0	
	抚触总体顺序正确	6	6	5	4	3~0	
	抚触中注重与婴儿的语言、情感交流	6	6	4	2	1~0	
	穿好衣服、包好尿布,整理好用物	4	4	3	2	1~0	
	婴儿翻身动作规范、头侧位	6	6	4	2	1~0	
操作熟练程度	动作轻重适宜、有条不紊	6	6	4	2	1~0	
操作后	整理用物	4	4	3	2	1~0	
总 计		100					

二、婴儿游泳

【实训目的】

1. 以水为介质,刺激婴儿的视觉、听觉、触觉和平衡觉,使其尽快适应子宫内外环境的变化,促进神经系统和智能的发育。

2. 刺激婴儿胰岛素的分泌,加快胃肠道的蠕动,增强其食欲和消化功能,促进婴儿生长发育。

3. 通过水对胸廓的压力,促进胸部的良好发育,增加肺活量,还可以调节血循环速度,增强心肌收缩力,从而增强婴儿的呼吸和循环功能。

4. 婴儿在水中自主的全身运动,可增强其骨骼、肌肉的灵活性和柔韧性。

5. 水的轻柔爱抚还能使婴儿感到身心舒适,有利于提高其睡眠质量。

【实训时间】

2 学时

【实训方式】

教师示教讲解→学生操作练习→学生回示范→实验室开放,学生练习→操作考核

【实训准备】

1. **环境准备**　保持适宜的房间温度（28℃左右），避免对流风。室内安静、清洁，可以播放轻音乐做背景。

2. **用物准备**　毛巾、浴巾、小方巾、替换的衣物、尿布、治疗盘、护脐包、防水护脐贴、75％酒精、棉签。游泳池套一次性隔膜袋，备38℃温水，水深50～60cm，以婴儿足不触及池底为准。根据婴儿月龄及体重选择合适型号的婴儿游泳脖圈。

3. **工作人员自身准备**　护士系上围裙，摘掉手上饰物，剪指甲，洗手。

【实训内容】

操作方法如下：

1. 查对医嘱，核对胸牌及手圈的床号、姓名、性别，评估婴儿身体状况是否适合游泳，携婴儿至游泳室。

2. 测量婴儿颈围，查看婴儿游泳脖圈型号是否匹配，并进行安全检查，如脖圈是否漏气、气量是否充足、上下气囊气量是否均匀以及上下搭扣是否能扣牢。

3. 打开包被，脱去外套，给婴儿做泳前操。

4. 脱去内衣，新生儿脐带未干燥前，用防水护脐贴护脐。

5. 打开搭扣，双手握住婴儿游泳脖圈两端向上下相反打开，从婴儿下颌方向套入，完全戴入后适当调整脖圈，使婴儿下颌部垫托在下颌槽位置，扣紧上下搭扣。检查是否影响婴儿呼吸。

6. 一手托住婴儿的背颈部，另一只手托住臀部，使婴儿足部先接触温水，然后缓慢荡漾入水。

7. 婴儿自主游泳过程中，操作者在一臂范围之内全程监护，并给予适时的安抚和互动。对自主活动少、力度和范围过小的婴儿可配合做游泳操。（具体操作手法见本节附录）

8. 泳毕，将婴儿抱出泳池，用浴巾包裹身体，迅速取下泳圈，动作轻柔，擦干全身水迹。

9. 起开防水护脐贴。用75％酒精消毒脐部，包好护脐带。给婴儿包好尿布，穿好衣服。核对胸牌及手圈的床号、姓名、性别，送回病房。

10. 整理用物，记录，洗手。

【流程图】

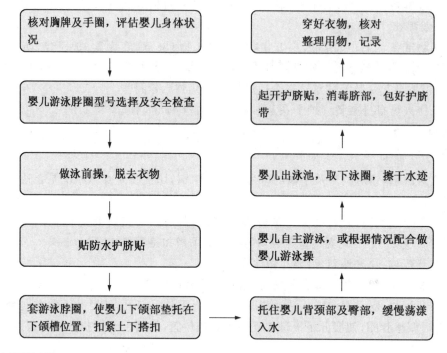

```
核对胸牌及手圈，评估婴儿身体状          →    穿好衣物，核对
况                                        整理用物，记录
  ↓                                          ↑
婴儿游泳脖圈型号选择及安全检查         起开护脐贴，消毒脐部，包好护脐
                                        带
  ↓                                          ↑
做泳前操，脱去衣物                    婴儿出泳池，取下泳圈，擦干水迹
  ↓                                          ↑
贴防水护脐贴                          婴儿自主游泳，或根据情况配合做
                                        婴儿游泳操
  ↓                                          ↑
套游泳脖圈，使婴儿下颌部垫托在    →    托住婴儿背颈部及臀部，缓慢荡漾
下颌槽位置，扣紧上下搭扣                入水
```

【注意事项】

1. 胎龄小于 32 周的早产儿、体重小于 1800g 的低体重儿、新生儿 Apgar 评分小于 8 分者、脐部感染者、患有婴儿疾病需要接受治疗者,不适宜进行婴儿游泳。

2. 选择婴儿充分休息,情绪稳定时游泳,以哺乳后 1 小时进行游泳为宜。当婴儿觉得疲劳、饥渴或烦躁时都不适宜游泳。宝宝情绪反应激烈时,也需停止游泳。

3. 每次游泳一般 10～15 分钟即可,也可根据婴儿的需要进行调整,一旦感觉婴儿满足了即可停止。第一次参加游泳的宝宝,游泳时间掌握在 5～7 分钟,以后可逐步增加。

4. 婴儿游泳期间必须专人看护,监护范围在一臂之内。

5. 婴儿游泳需使用婴儿专用游泳脖圈,S 号适用于 0～2 个月婴儿(体重 3～4kg,颈围 23.5±1.5cm),M 号适用于 3～5 个月婴儿(体重 4～6kg,颈围 26.5±1.5cm),L 号适用于 5～8 个月婴儿(体重 6～8kg,颈围 28.5±1.5cm),XL 号适应于 8～12个月婴儿(体重 8kg 以上,颈围 31.5±1.5cm)。见图 1-4-2-1。使用前需进行相应的安全检查。

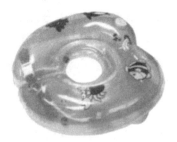

图 1-4-2-1

6. 游泳操有规范性的操作手法,操作者如果操作不规范,不注意操作部位、手法、力度、方向,则可能导致婴儿关节、韧带、皮肤的损伤。

7. 避免让婴儿的眼、耳、口、鼻进水。

8. 为防止交叉感染,游泳桶内套一次性隔膜袋,一人一池水。家庭用的游泳器械亦应定期消毒。

【思考题】

1. 婴儿游泳的目的是什么?

2. 婴儿游泳的最合适时间应该选择什么时候?

3. 请说出婴儿游泳的操作流程。

4. 请说出婴儿游泳的注意事项。

附：婴儿游泳操

婴儿游泳操是为出生后5～7天内的新生儿或游泳时自主活动少、力度和范围过小的婴儿提供的一种水中保健运动。程序较复杂,需要由经过专门培训的人员操作。每个动作做4个八拍。

1. 肩关节运动　操作者双手分别握住婴儿的两上臂,按节拍前后摆动上臂和小角度的外展、内收运动(约30°,注意不要牵拉)。

2. 肘关节运动　操作者双手分别握住婴儿的两前臂,按节拍使肘关节屈、伸(约90°～150°)。

3. 腕关节运动　操作者双手分别握住婴儿两腕关节,拇指放在婴儿手掌根部大小鱼际肌处,食指及中指放在手背腕关节处,使腕关节有节拍地屈、伸(约50°～60°)。然后操作者双手拇指与其他四指前后捏住上臂、前臂,上下左右进行轻柔按摩。

4. 髋关节运动　操作者双手分别握婴儿两大腿,按节拍前后摆动大腿(约40°),之后做外展、内收运动(约40°)。

5. 膝关节运动　操作者双手分别握住婴儿两小腿,有节拍地使膝关节屈、伸(约70°～90°)。

6. 踝关节运动　操作者食指及中指放在婴儿足跟部,拇指放在对侧,使其踝关节有节拍地屈、伸(约40°)。

然后操作者双手拇指与其他四指前后捏住大腿、小腿,上下左右进行轻柔按摩。

7. 放松运动　操作者双手在水里摆动,让水产生波浪,让婴儿自由活动。

【操作考核评分标准】

婴儿游泳法

班级 _____　　姓名 _____　　学号 _____　　得分 _____

项　　目	内　　容	分值	评分等级及分值				实际得分
			A	B	C	D	
仪表	工作衣、帽、鞋穿戴整齐,摘掉手上饰物,修剪指甲,洗手	3	3	2	1	0	
操作前准备	备齐用物,放置合理	5	5	4	3	2～0	
	环境准备	3	3	2	1	0	
	套一次性隔膜袋,备好温水,温度、深度适宜	8	8	6	4	2～0	
操作过程	核对胸牌及手圈,评估婴儿身体状况	3	3	2	1	0	
	婴儿游泳脖圈大小合适,安全检查到位	8	8	6	4	2～0	

续 表

项 目	内 容	分值	评分等级及分值				实际得分
			A	B	C	D	
操作过程	泳前操操作手法正确	8	8	6	4	2～0	
	脱去衣物,正确贴防水护脐贴	4	4	3	2	1～0	
	套游泳脖圈,使婴儿下颌部垫托在下颌槽位置,扣紧上下搭扣	10	10	8	6	4～0	
	托住婴儿背颈部及臀部,缓慢荡漾入水	5	5	4	3	2～0	
	婴儿自主游泳,监护到位	5	5	4	3	2～0	
	根据情况配合做婴儿游泳操,手法正确	12	12	9	6	3～0	
	婴儿出泳池,取下泳圈,擦干水迹	5	5	4	3	2～0	
	起开护脐贴,消毒脐部,包好护脐带	5	5	4	3	2～0	
	穿好衣物,核对	3	3	2	1	0	
操作熟练程度	动作轻柔流畅,有条不紊	10	10	8	6	4～0	
操作后	整理用物,放置合理	3	3	2	1	0	
总 计		100					

三、婴儿被动操

【实训目的】

婴儿被动操是完全在成人帮助下完成的婴儿体操,主要锻炼胸、臂、腿部肌肉的发展,锻炼肘关节、肩关节、膝关节、髋关节及其韧带的功能,适用于自主活动能力较差的0～6个月的婴儿。长期坚持做婴儿被动操可以促进婴儿大运动的发育,使孩子初步的、无意的、无秩序的动作,逐步形成和发展为有目的的协调动作。做操时伴随着音乐和爱抚,让婴儿接触多维空间,促进左右脑平衡发展,从而促进婴儿智力的发育,也可以使婴儿安定情绪,改善睡眠。婴儿被动操也可以促进新陈代谢,改善血液循环及呼吸功能,加快免疫系统的完善,提高免疫力。

【实训时间】

2学时

【实训方式】

教师示教讲解→学生操作练习→学生回示范→实验室开放,学生练习→操作考核

【实训准备】

1. **环境准备** 保持适宜的房间温度(26℃左右),避免对流风。室内安静、清洁,可以播放轻音乐做背景。

2. **用物准备** 大毛巾、尿布、替换的衣物。操作台面需铺有软垫。

3. 工作人员自身准备　工作衣帽穿戴整齐,摘掉手上饰物,剪指甲,洗手。

【实训内容】

查对医嘱,核对胸牌及手圈的床号、姓名、性别,评估婴儿身体状况,携婴儿至抚触室。铺大毛巾至操作台面,打开包被,脱去外套,最好裸体,也可保留宽松轻便的内衣,便于婴儿活动。

操作方法:

预备姿势:婴儿仰卧位,操作者立于婴儿足端,双手握住婴儿的腕关节,把拇指放在婴儿手掌内,使其握拳,两臂放于身体两侧。见图1-4-3-1。

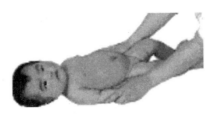

图1-4-3-1

第一节:扩胸运动

第一拍两臂左右分开,与身体呈90°,掌心向上,第二拍两臂胸前交叉。第三拍同第一拍,第四拍同第二拍,左右手轮换。见图1-4-3-2。

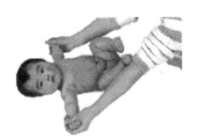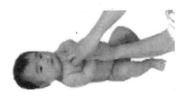

图1-4-3-2

第二节:屈肘运动

第一拍向上弯曲左臂肘关节,第二拍向下伸直左肘关节。第三、第四拍换右侧,同第一、第二拍屈、伸右肘关节。见图1-4-3-3。

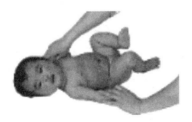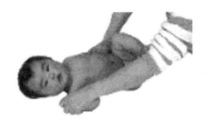

图1-4-3-3

第三节:肩关节运动

第一、第二、第三拍握住婴儿左手,贴紧身体,由内向外作圆形的旋转肩关节动作,第四拍还原。第五、第六、第七拍握住婴儿右手,做与左手相同的动作,第八拍还原。见

图1-4-3-4。

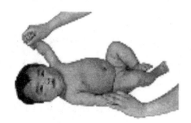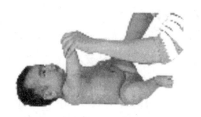

图 1-4-3-4

第四节：上肢运动

第一拍两臂左右分开，与身体呈 90°，掌心向上，第二拍两臂胸前交叉，第三拍双手向上举过头，掌心向上，动作轻柔，第四拍还原。见图 1-4-3-5。

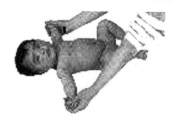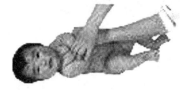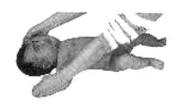

图 1-4-3-5

第五节：踝关节伸屈运动

左手握住婴儿左侧踝关节，右手握住婴儿左足前掌部，第一拍足尖向上，屈曲踝关节，第二拍足尖向下，伸直踝关节，重复八拍。第二个八拍换右侧，同第一个八拍，屈伸右踝关节。见图 1-4-3-6。

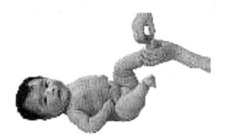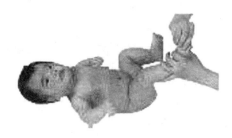

图 1-4-3-6

第六节：下肢伸屈运动

双手握住婴儿两小腿，第一拍屈曲左侧膝关节，第二拍还原，第三拍屈曲右侧膝关节，第四拍还原，交替屈伸膝关节，做踏车样动作。见图 1-4-3-7。

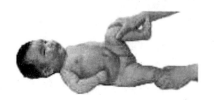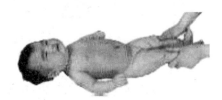

图 1-4-3-7

第七节：举腿运动

婴儿两下肢伸直平放，操作者两手掌心向下，握住婴儿两膝关节。第一、第二拍两下肢伸直上举90°，第三、第四拍还原。见图1-4-3-8。

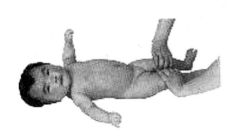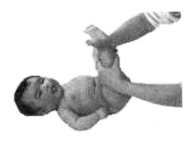

图1-4-3-8

第八节：翻身运动

婴儿仰卧位，两手交叉放于胸前。第一、第二拍操作者右手放于婴儿胸前，左手垫于婴儿颈背部，帮助婴儿从仰卧位转为左侧卧位。第三、第四拍还原。第五至第八拍，方法同前，帮助婴儿从仰卧位转为右侧卧位。见图1-4-3-9。

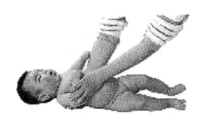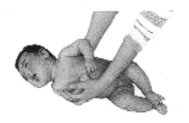

图1-4-3-9

操作完毕，给婴儿包好尿布，穿好衣服。核对胸牌及手圈的床号、姓名、性别，送回病房。整理用物，记录，洗手。

【流程图】

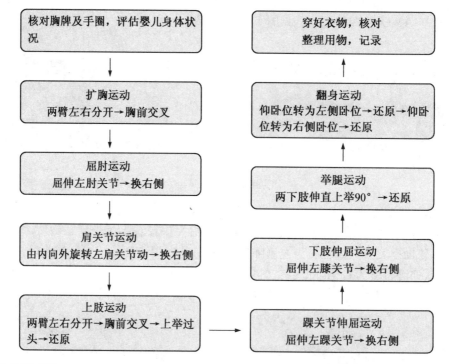

核对胸牌及手圈，评估婴儿身体状况 → 扩胸运动 两臂左右分开→胸前交叉 → 屈肘运动 屈伸左肘关节→换右侧 → 肩关节运动 由内向外旋转左肩关节动→换右侧 → 上肢运动 两臂左右分开→胸前交叉→上举过头→还原 → 踝关节伸屈运动 屈伸左踝关节→换右侧 → 下肢伸屈运动 屈伸左膝关节→换右侧 → 举腿运动 两下肢伸直上举90°→还原 → 翻身运动 仰卧位转为左侧卧位→还原→仰卧位转为右侧卧位→还原 → 穿好衣物，核对整理用物，记录

【注意事项】

1. 婴儿被动操适合 0～6 个月的婴儿，共八节，每节重复 2 个八拍。

2. 选择婴儿充分休息后情绪稳定时做被动操，以哺乳后 1 小时进行为宜。当婴儿觉得疲劳、饥渴或烦躁时都不适宜进行操作。

3. 操作应在安全的平台上进行，如床上、铺有地垫的地板上或铺有软垫的操作台面上。

4. 婴儿被动操是完全在操作者帮助下完成的，有规范性的操作手法，操作者应注意操作部位、手法、力度、方向，避免损伤婴儿关节、韧带。

5. 随时关注婴儿的反应，同时进行语言和情感的交流。

6. 大毛巾应一人一块，及时更换消毒，操作前后操作者均需洗手，防止交叉感染。

【思考题】

1. 婴儿被动操的目的是什么？

2. 婴儿被动操的最合适时间应该选择什么时候？

3. 请详细叙述婴儿被动操的操作手法。

4. 请说出婴儿被动操的注意事项。

【操作考核评分标准】

婴儿被动操操作法

班级_____　　　姓名_____　　　学号_____　　　得分_____

项　目	操作要求	分值	评分等级及分值				实际得分
			A	B	C	D	
仪　表	工作衣、帽、鞋穿戴整齐,修剪指甲,洗手	3	3	2	1	0	
用　物	备齐用物(大毛巾一条、衣服、尿布),放置合理	3	3	2	1	0	
操作过程	关好门窗,调节室温,播放背景音乐	5	5	4	3	2～0	
	核对胸牌及手圈,评估婴儿身体状况	3	3	2	1	0	
	扩胸运动手法、节奏正确	8	8	6	4	2～0	
	屈肘运动手法、节奏正确	8	8	6	4	2～0	
	肩关节运动手法、节奏正确	8	8	6	4	2～0	
	上肢运动手法、节奏正确	8	8	6	4	2～0	
	伸屈踝关节运动手法、节奏正确	8	8	6	4	2～0	
	下肢伸屈运动手法、节奏正确	8	8	6	4	2～0	
	举腿运动手法、节奏正确	8	8	6	4	2～0	
	翻身运动手法、节奏正确	8	8	6	4	2～0	
	操作中注重与婴儿的语言、情感交流	8	8	6	4	2～0	
	穿好衣物,核对	3	3	2	1	0	
操作熟练程度	动作轻重适宜、有条不紊	8	8	6	4	2～0	
操作后	整理用物,放置合理	3	3	2	1	0	
总　计		100					

四、婴儿主被动操

【实训目的】

　　婴儿主被动操是在成人的适当扶持下,加入婴儿的部分主动动作完成的。婴儿主被动操的动作主要有锻炼四肢肌肉、关节的上下肢运动,锻炼腹肌、腰肌以及脊柱的桥形运动、拾物运动,为站立和行走作准备的立起、扶腋步行、双脚跳跃等动作。适用于7～12个月的婴儿。这个时期的婴儿,已经有了初步的自主活动的能力,能自由转动头部,自己翻身,独坐片刻,双下肢已能负重,并上下跳动。婴儿每天进行主被动操的训练,可活动全身的肌肉、关节,为爬行、站立和行走打下基础,亦可以促进婴儿神经心理的发育。

【实训时间】

　　2学时

【实训方式】

教师示教讲解→学生操作练习→学生回示范→实验室开放,学生练习→操作考核

【实训准备】

1. **环境准备** 保持适宜的房间温度(26℃左右),避免对流风。室内安静、清洁,可以播放轻音乐做背景。

2. **用物准备** 大毛巾、尿布、替换的衣物。操作台面需铺有软垫。

3. **工作人员自身准备** 工作衣帽穿戴整齐,摘掉手上饰物,剪指甲,洗手。

【实训内容】

查对医嘱,核对胸牌及手圈的床号、姓名、性别,评估婴儿身体状况,携婴儿至抚触室。铺大毛巾至操作台面,打开包被,脱去外套,最好裸体,也可保留宽松轻便的内衣,便于婴儿活动。

操作方法:

预备姿势:婴儿仰卧位,操作者立于婴儿足端,双手握住婴儿的腕关节,把拇指放在婴儿手掌内,使其握拳,两臂放于身体两侧。见图1-4-4-1。

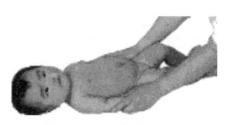

图1-4-4-1

第一节:起坐运动

第一、第二拍将婴儿双臂拉向胸前,双手距离与肩同宽,轻轻拉引婴儿使其背部离开床面,拉时用力不要过猛,让婴儿自己用劲坐起来。第三、第四拍一手握住婴儿两手臂,另一手扶住婴儿颈背部,还原。见图1-4-4-2。

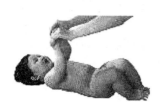 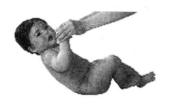 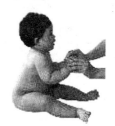

图1-4-4-2

第二节:起立运动

婴儿俯卧位,操作者双手握住其肘部。第一、第二拍让婴儿先跪坐着,再扶婴儿站起,逐渐让婴儿自己站起。第三、第四拍让婴儿由跪坐至俯卧位,还原。见图1-4-4-3。

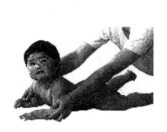 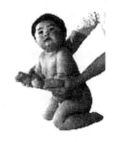 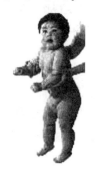

图1-4-4-3

第三节：提腿运动

婴儿俯卧位，双手放于胸前，用肘部支撑身体，使上腹部离开台面。第一、第二拍操作者双手握住婴儿双踝关节，将婴儿两腿向上抬起成推车状，动作轻柔、缓和。第三、第四拍还原。见图1－4－4－4。

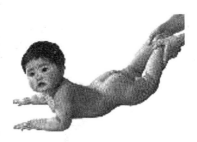

图 1－4－4－4

第四节：弯腰运动

婴儿背朝操作者直立，操作者左手扶住婴儿两膝，右手扶住其腹部。在婴儿前方放一个玩具。第一、第二拍让婴儿弯腰前倾，捡起玩具。第三、第四拍直立还原，让婴儿逐渐自己前倾直立，若婴儿有困难，操作者左手可移至其前胸，帮助婴儿直立。见图1－4－4－5。

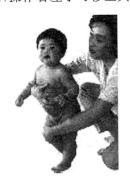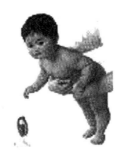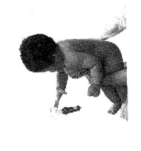

图 1－4－4－5

第五节：托腰运动

婴儿仰卧位，操作者右手托住婴儿腰部，左手按住其踝部。第一、第二拍托起婴儿腰部，使其腹部挺起成桥形。第三、第四拍还原。见图1－4－4－6。

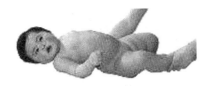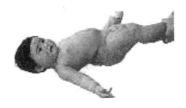

图 1－4－4－6

第六节：游泳运动

婴儿俯卧位，操作者双手托住婴儿胸腹部，使其稍离开台面悬空。按节拍前后摆动，活动婴儿四肢，做游泳动作。见图1－4－4－7。

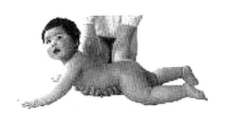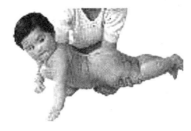

图 1－4－4－7

第七节：跳跃运动

婴儿与操作者面对面,操作者双手扶住婴儿腋下。第一拍托起婴儿离开床面,轻轻跳跃。第二拍还原,使婴儿前脚掌接触台面。见图1-4-4-8。

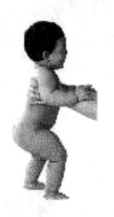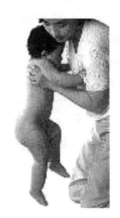

图1-4-4-8

第八节：扶走运动

婴儿站立,操作者站其背后,双手扶住婴儿腋下、前臂或手腕。第一至第四拍,扶婴儿使其按节拍轮流向前迈出左右腿,学开步行走。第五至第八拍,扶婴儿使其按节拍左右腿轮流向后跨走。见图1-4-4-9。

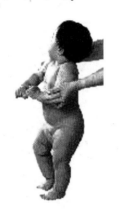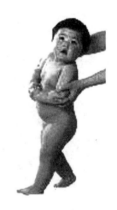

图1-4-4-9

操作完毕,给婴儿包好尿布,穿好衣服。核对胸牌及手圈的床号、姓名、性别,送回病房。整理用物,记录,洗手。

【流程图】

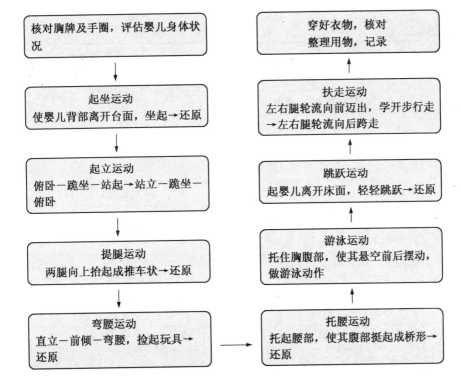

【注意事项】

1. 婴儿主被动操适合 7～12 个月的婴儿,共八节,每节重复 2 个八拍。

2. 选择婴儿充分休息后情绪稳定时做主被动操,以哺乳后 1 小时进行为宜。当婴儿觉得疲劳、饥渴或烦躁时都不适宜进行操作。

3. 操作应在安全的平台上进行,如床上、铺有地垫的地板上或铺有软垫的操作台面上。

4. 婴儿主被动操是在成人的适当扶持下,加入婴儿的部分主动动作完成的,有规范的操作手法,操作者应注意操作部位、手法、力度、方向,避免损伤婴儿关节、韧带。

5. 随时关注婴儿的反应,同时进行语言和情感的交流。

6. 大毛巾应一人一块,及时更换消毒,操作前后操作者均需洗手,防止交叉感染。

【思考题】

1. 婴儿主被动操的目的是什么?

2. 婴儿主被动操的最合适时间应该选择什么时候?

3. 请详细叙述婴儿主被动操的操作手法。

4. 请说出婴儿主被动操的注意事项。

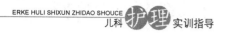

【操作考核评分标准】

婴儿主被动操操作法

班级＿＿＿＿＿＿　姓名＿＿＿＿＿＿　学号＿＿＿＿＿＿　得分＿＿＿＿＿＿

项　目	操作要求	分值	评分等级及分值				实际得分
			A	B	C	D	
仪　表	工作衣、帽、鞋穿戴整齐，修剪指甲，洗手	3	3	2	1	0	
用　物	备齐用物（大毛巾一条、衣服、尿布），放置合理。	3	3	2	1	0	
操作过程	关好门窗，调节室温，播放背景音乐	5	5	4	3	2～0	
	核对胸牌及手圈，评估婴儿身体状况	3	3	2	1	0	
	起坐运动手法、节奏正确	8	8	6	4	2～0	
	起立运动手法、节奏正确	8	8	6	4	2～0	
	提腿运动手法、节奏正确	8	8	6	4	2～0	
	弯腰运动手法、节奏正确	8	8	6	4	2～0	
	托腰运动手法、节奏正确	8	8	6	4	2～0	
	游泳运动手法、节奏正确	8	8	6	4	2～0	
	跳跃运动手法、节奏正确	8	8	6	4	2～0	
	行走运动手法、节奏正确	8	8	6	4	2～0	
	操作中注重与婴儿的语言、情感交流	8	8	6	4	2～0	
	穿好衣物，核对	3	3	2	1	0	
操作熟练程度	动作轻重适宜、有条不紊	8	8	6	4	2～0	
操作后	整理用物，放置合理	3	3	2	1	0	
总　计		100					

五、运动功能训练

【实训目的】

运动功能训练可以增强婴幼儿四肢、胸腹、腰背的肌肉以及关节、韧带的力量，锻炼其协调性，加快婴幼儿抬头、翻身、坐、爬行、站立、行走、跳跃等大动作的发育，增强小脑的平衡和反应能力；同时通过手部精细动作的训练可以增强视觉、触觉的感知，发展手指小肌肉的动作，有利于手眼的协调发展，从而促进其神经系统的发育。运动功能训练既是体育锻炼，也是亲子活动，在游戏玩耍过程中，增进亲子感情，培养婴幼儿活泼开朗的性格和勇敢的精神，从而促进其心理发育。运动功能训练可以开阔婴幼儿的视野，扩大他们的认知范围和内容，激发他们学习和探索的兴趣，从而促进智力的发育。

【实训时间】

2 学时

【实训方式】

教师示教讲解→学生操作练习→学生回示范→实验室开放,学生练习→操作考核

【实训准备】

1. **环境准备** 保持适宜的房间温度(26℃左右),避免对流风。室内安静、清洁,可以播放轻音乐做背景。

2. **用物准备** 选择铺有地垫的地板上、硬板床上或铺有软垫的操作台面上。根据训练项目选择合适的玩具。

3. **工作人员自身准备** 工作衣帽穿戴整齐,摘掉手上饰物,剪指甲,洗手。

【实训内容】

评估环境安全,评估婴儿身体及情绪状况。婴儿着宽松轻便的衣物,便于活动。

操作方法:

1. 大运动训练

(1) 抬头:1～2 个月的婴儿可做俯卧抬头动作训练,使婴儿俯卧,两臂屈肘于胸前,成人用颜色鲜艳、有响声的玩具在其头侧逗引婴儿抬头,开始训练每次 30 秒钟,以后可根据婴儿训练情况逐渐延长至 3 分钟左右。也可将婴儿抱坐在成人前臂上,使婴儿胸部贴在成人的胸部和肩部,头位于成人肩部以上,用另一只手托住婴儿的头、颈、背,以防止其头后仰。这种方法使婴儿视野开阔,能激发婴儿的兴趣,使其主动练习抬头。训练结束后,用手抚触婴儿背部,使其背部肌肉放松。

(2) 翻身:当婴儿能俯卧抬头 45°后,可以帮助其练习翻身了。婴儿仰卧位,成人先用一个发声玩具吸引婴儿向右转头注视,然后成人一手将婴儿的左腿放在右腿上,另一手托住婴儿腰部,使其腹部向右侧转,同时带动肩部,使婴儿由仰卧位翻转成俯卧位。休息片刻后,将其翻回仰卧位。用同样方法辅助婴儿从左侧翻滚至俯卧位。每日训练 2～3 次,左右翻身各 1～2 次,逐渐训练至婴儿不需要帮助成功翻身。

(3) 坐:5 个月左右的婴儿可以训练其扶坐了。将婴儿放在有扶手的沙发上或有靠背的小椅子上,也可以在婴儿身后放些枕头、棉被让其练习靠坐,以后逐渐减少婴儿靠垫的东西,让其独坐。每日 1～2 次,每次 2～3 分钟,以后可根据婴儿训练情况逐渐延长时间。当婴儿能稳定地独坐后,让其独坐在床上或地铺上,用玩具吸引婴儿转头转身寻找玩具,左右交替诱使婴儿左右侧转,在侧转中学习寻找平衡点。训练中注意观察婴儿是否疲劳,训练结束后,用手抚触婴儿背部,使其背部肌肉放松。

(4) 爬行:6 个月以后的婴儿可做抵足爬行训练,婴儿俯卧位于硬板床上或洁净的地板上,成人一人在前用玩具逗引婴儿,引诱他爬过去取玩具,另一人用手抵住婴儿的脚,使腿弯曲呈蛙形,使其趁势以腹部为支点向前爬行。在此基础上,逐渐训练婴儿右手前进,左脚跟进,然后左手前进,右脚跟进的双侧交互爬行。

婴儿开始爬行时腹部不离开床面,主要依靠手臂力量匍行,以后可以慢慢训练婴儿腹部离开床面,依靠手膝爬行。如果婴儿无法自主由匍行转为手膝爬行,可以用一条毛巾放在他

的腹下,提起腹部,逐渐让体重落在手臂和膝盖,训练手膝爬行。随着四肢和腰背肌肉力量的加强,婴儿逐渐能够用两手和两脚掌支撑身体,训练其手足爬行。

(5) 站立:5～6 个月的婴儿就可以有目的地训练其腿的支撑功能。成人取坐位,双手从腋下扶抱婴儿,使其腿支撑身体保持直立姿势,做蹬腿动作,力度不宜过大,时间也不应太长,一般每日 2 次,每次 1～3 分钟左右。7～8 个月的婴儿在成人的帮助下,双手扶着床栏、小车、栏杆或椅背站立。10 个月的婴儿可以自己抓着栏杆站起来,要循序渐进逐步延长站立时间,婴儿也站得越来越稳。到 11 个月左右,成人可双手扶着婴儿的腋下,让婴儿背和臀部靠墙,两足跟稍离墙,双下肢稍分开站稳,然后慢慢放手,并鼓励小儿独站。

(6) 行走:9 个月的婴儿可以练习扶走。开始成人两手扶着婴儿的腋下,喊着"一二一"的口令,迈着适合婴儿的小步子,带动他向前走。然后训练他扶着小床、栏杆或者小桌子移步,10 个月可以扶成人的手向前迈步,11 个月可以推着小车向前走,也可以用较长的围巾从婴儿前胸、腋下围过,成人在孩子后方拉紧围巾,让孩子练习独立走步。孩子会独走数步后,可以让小儿靠墙独立站稳后,成人后退几步,或成人与小儿相距两到三步面对面站立,手中拿玩具,用语言鼓励婴儿朝成人方向走去,小儿快走到成人身边时,成人再后退几步,直到小儿走不稳时把其抱起,鼓励他并给他玩具。刚开始练习时,一定要注意保护,防止小儿跌倒,减少他的恐惧心理,使他乐于行走。当跌倒时,成人不要显露出过分的紧张和疼爱,尽可能鼓励他自己站立起来。

(7) 跳跃:2 岁左右的幼儿已能掌握平衡,动作协调、准确,能自由地到处活动了。在此基础上,成人可以适时地帮助幼儿练习并脚原地跳。成人可牵着小儿两只手,教小儿蹦跳,逐渐训练小儿不要扶持,双足能同时抬起跳离地面。幼儿学会并脚原地跳后,可以指导幼儿上身略向前倾,双腿略蹲下,全身使劲向前跳,双足同时落地,保护身体平衡,而后站起。可在地上放一张纸或划二道线,要求小儿向前跳时不能踩到纸张或线内,调节纸张或两条线的宽度,训练小儿向前跳跃的距离。

2. **精细动作训练** 1 个月左右的婴儿就可以开始手指精细动作的训练了。成人可以用手或各种形状、质地的物体触摸婴儿的手,帮助他感知手的存在,体验手的动作,提高触觉的识别能力。3 个月时,可以训练婴儿手有意识地张开、抓握,握着小儿的手,帮助其触碰、抓握面前悬吊的玩具,吸引他抓握,可促进手眼协调和视知觉的形成。6 个月的婴儿能自己伸手去准确抓住面前的玩具并摇晃;6～7 个月的婴儿会把玩具从一只手递到另一只手;9 个月的婴儿两手各拿一个玩具交换并把两个玩具相互敲击,对击拍发出的响声感到欣喜、有趣;9～10 个月的婴儿会把小手指插到小孔里去,探个究竟;15 个月的婴儿会把口朝上的瓶盖盖上,会握住笔乱涂乱画;18 个月的婴儿能搭 4 块积木,2 岁可搭 6～8 块积木;2 岁的幼儿可以做简单的拼板和插片游戏,串口径较大的木珠,以促进拇指和其他四指的协调、手眼的配合。手指精细动作的训练要充分利用各种玩具,发展各种玩法,激发孩子学习、探索的兴趣,以增强视觉、触觉的感知,锻炼手指小肌肉的功能,促进手、眼的协调发展。

【流程图】

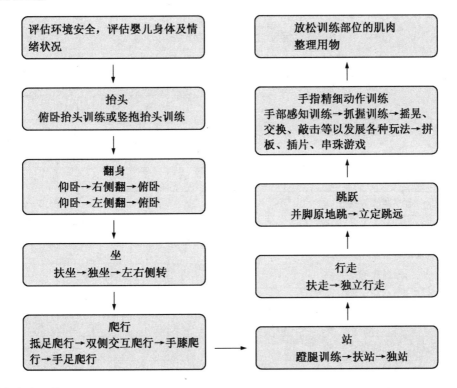

【注意事项】

1. 运动功能训练应选择铺有地垫的地板上、硬板床上或铺有软垫的操作台面上进行，并事先对训练场地周围的家具及环境进行安全评估。训练过程中应给予适当的防护，避免婴幼儿受伤。

2. 选择婴儿充分休息后情绪稳定时进行运动功能训练，以哺乳后1小时进行为宜。当婴儿觉得疲劳、饥渴或烦躁时都不适宜训练。

3. 运动功能训练应循序渐进，选择适合该年龄阶段的训练项目和内容，训练时间也应根据婴幼儿的耐受情况逐渐延长，切不可急于求成。

4. 运动功能训练结束后应抚触相应部位的肌肉，使其放松，消除疲劳。

5. 运动功能训练既是体育锻炼，也是亲子活动，父母要积极地参与其中，不要显露出过分的紧张和疼爱，适时地鼓励、表扬，培养婴幼儿活泼开朗的性格和勇敢的精神。

6. 在学习行走期间，尽量不要依靠学步车等辅助工具进行训练，以免小儿形成不正确的行走姿势。

7. 在进行行走、跳跃训练时，要为婴幼儿购置大小合适、软硬适宜的鞋子。

【思考题】

1. 运动功能训练的目的是什么？

2. 如何进行爬行训练？

3. 如何进行行走训练？

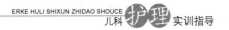
4. 如何进行手指精细动作的训练?

【操作考核评分标准】

运动功能训练操作法

班级_____　　姓名_____　　学号_____　　得分_____

项　目	操作要求	分值	评分等级及分值				实际得分
			A	B	C	D	
仪　表	工作衣、帽、鞋穿戴整齐,修剪指甲,洗手	3	3	2	1	0	
用　物	选择合适的训练场地和玩具,并进行安全评估	3	3	2	1	0	
操作过程	评估婴幼儿身体、情绪状况	3	3	2	1	0	
	抬头动作训练方法正确	5	5	4	3	2~0	
	翻身动作训练方法正确	10	10	8	6	4~0	
	坐动作训练方法正确	5	5	4	3	2~0	
	爬行动作训练方法正确	15	15	10	5	4~0	
	站立动作训练方法正确	5	5	4	3	2~0	
	行走动作训练方法正确	10	10	8	6	4~0	
	跳跃动作训练方法正确	10	10	8	6	4~0	
	手部精细动作训练方法正确	15	15	10	5	4~0	
	操作中注重与婴幼儿语言、情感交流	5	5	4	3	2~0	
	局部肌肉放松	3	3	2	1	0	
操作熟练程度	动作轻重适宜、有条不紊	5	5	4	3	2~0	
操作后	整理用物,放置合理	3	3	2	1	0	
总　计		100					

六、知识能力测试

1. 婴儿抚触的顺序是　　　　　　　　　　　　　　　　　　　　　　　　(　　)

　　A. 头部－胸部－腹部－背部－臀部－四肢

　　B. 头部－四肢－胸部－腹部－背部－臀部

　　C. 头部－胸部－腹部－四肢－背部－臀部

　　D. 头部－胸部－四肢－腹部－背部－臀部

　　E. 背部－臀部－头部－胸部－腹部－四肢

2. 关于腹部抚触的描述,不正确的是　　　　　　　　　　　　　　　　　　(　　)

　　A. 要避开脐部　　　　　　　　　　B. 掌面尽量放平,用指腹的力量抚触

　　C. 沿顺时针方向旋转　　　　　　　D. 左手抚触顺时针方向,右手抚触逆时针方向

　　E. 便秘的婴儿,抚触至左下腹时可适当增加力度

3. 抚触的时间应控制在 （ ）

    A. 半个小时左右   B. 5 分钟即可

    C. 一般 15～20 分钟,但应根据婴儿的需要调整,一旦感觉婴儿满足了即可以停止

    D. 开始 5～10 分钟,以后逐渐延长,时间越长越好

    E. 根据操作者的情况调整,操作者觉得累了,即可停止

4. 婴儿游泳脖圈的使用,不正确的是 （ ）

    A. 使用前先测量婴儿颈围,选择适合型号的婴儿游泳脖圈

    B. 使用前应检查脖圈是否漏气、气量是否充足、上下气囊气量是否均匀

    C. 使用前应检查上下搭扣是否能扣牢

    D. 打开搭扣后,双手握住婴儿游泳脖圈两端向上下相反打开,从婴儿枕部向前套
       入,扣紧上下搭扣,检查是否影响婴儿呼吸

    E. 婴儿下颌部垫托在脖圈下颌槽位置

5. 关于婴儿游泳的护理,错误的是 （ ）

    A. 胎龄小于 32 周的早产儿、体重小于 1800g 的低体重儿不适宜进行婴儿游泳

    B. 选择婴儿充分休息,情绪稳定时游泳

    C. 每次游泳一般 10～15 分钟即可

    D. 婴儿游泳期间必须专人看护,监护范围在一臂之内

    E. 婴儿游泳需使用婴儿专用游泳脖圈,S 号适用于 3～5 个月婴儿(体重 4～
       6kg)

6. 婴儿被动操有几节 （ ）

    A. 四节   B. 五节   C. 六节   D. 八节   E. 十节

7. 婴儿被动操第三节是 （ ）

    A. 扩胸运动   B. 屈肘运动   C. 肩关节运动

    D. 上肢运动   E. 翻身运动

8. 婴儿主被动操第五节是 （ ）

    A. 起坐运动   B. 起立运动   C. 提腿运动   D. 托腰运动   E. 弯腰运动

9. 婴儿主被动操旨在锻炼腹肌、腰肌以及脊柱的是 （ ）

    A. 起坐运动   B. 起立运动   C. 扶走运动   D. 跳跃运动   E. 弯腰运动

10. 婴儿主被动操为站立和行走作准备是 （ ）

    A. 起坐运动   B. 托腰运动   C. 提腿运动   D. 起立运动   E. 弯腰运动

11. 坐的动作训练开始时间是 （ ）

    A. 新生儿   B. 2～3 个月   C. 5 个月   D. 8 个月   E. 1 周岁

12. 爬行训练的顺序为 （ ）

    A. 抵足爬行－双侧交互爬行－手膝爬行－手足爬行

    B. 双侧交互爬行－抵足爬行－手膝爬行－手足爬行

    C. 抵足爬行－双侧交互爬行－手足爬行－手膝爬行

    D. 双侧交互爬行－抵足爬行－手足爬行－手膝爬行

    E. 手膝爬行－手足爬行－双侧交互爬行－抵足爬行

13. 爬行训练对促进哪项功能十分有利 （ ）

    A. 视觉、触觉的感知   B. 手指小肌肉的动作

    C. 手眼的协调发展   D. 小脑的平衡和反应能力

    E. 头眼的协调发展

14. 动作训练的护理,错误的是 （ ）

    A. 事先对训练场地周围的家具及环境进行安全评估

    B. 在学习行走期间,要充分利用学步车等辅助工具进行训练

    C. 选择婴儿充分休息,情绪稳定时进行运动功能训练

    D. 训练结束后应抚触相应部位的肌肉,使其放松,消除疲劳

    E. 运动功能训练应循序渐进,选择适合该年龄阶段的训练项目和内容

15. 为婴儿进行抚触、被动操时,室温要求 （ ）

    A. 20℃   B. 22℃   C. 26℃   D. 30℃   E. 32℃

16. 婴儿游泳室室温要求 （ ）

    A. 20℃   B. 22℃   C. 26℃   D. 28℃   E. 32℃

17. 婴儿游泳的水温应在 （ ）

    A. 28℃   B. 32℃   C. 36℃   D. 38℃   E. 40℃

18. 婴儿游泳的水深应在 （ ）

    A. 20～25cm   B. 25～30cm   C. 40～50cm   D. 50～60cm   E. 70～80cm

项目五　血管穿刺法

【项目所需时间】

实训 6 学时。

【素质要求】

1. 护士服、鞋、帽整洁。

2. 举止端庄,具有和儿童、家长沟通的技巧。

3. 尊重儿童,语言柔和,态度和蔼。

4. 安全意识。

一、头皮静脉穿刺

【实训目的】

1. 补充水分及电解质,纠正水、电解质紊乱。

2. 输入药物达到治疗疾病目的。

【实训时间】

45min

【实训方式】

教师示教讲解→学生操作练习→学生回示范→实验室开放,学生练习→操作考核

【实训准备】

1. **护理人员自身准备**　衣帽整洁,戴口罩、洗手。

2. **小儿或家长准备**　了解头皮静脉穿刺的目的及配合要点,输液前患儿排尿或排便(小婴儿换尿布),患儿情绪稳定。

3. **用物准备**　输液器、无菌持物钳、皮肤消毒液、棉签、弯盘、开瓶器、无菌纱布罐、止血带、输液贴、胶布、瓶套、止血钳、药液、输液卡、巡回卡、$4^{1/2} \sim 5^{1/2}$ 号头皮针、备皮用具、5 ml 注射器(内装有生理盐水)、输液架和垫枕等。常见输液器与瓶装、袋装药液。如图 1-5-1-1。必要时备约束用具。

4. **环境准备**　室内清洁,光线充足,温湿度适宜。

【实训内容】

1. 复习相关知识

(1)头皮静脉适用于新生儿及 3 岁以下的婴幼儿输液。这是因为小儿头皮静脉丰富,浅表易见,不滑动、易固定,便于保暖,可方便小儿四肢活动。

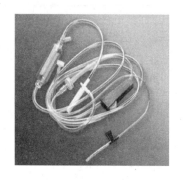 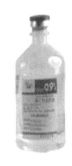 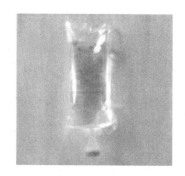

图 1－5－1－1

（2）临床常选择的头皮静脉有额前正中静脉、颞浅静脉及耳后静脉等。如图 1－5－1－2。

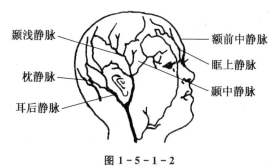

图 1－5－1－2

2. 操作方法

（1）进行严格的三查七对。

（2）和患儿及家长进行沟通，态度热情大方。

（3）患儿换尿布，取仰卧或侧卧位，头垫小枕，助手站于患儿足端，协助固定其肢体、头部。

（4）操作者立于患儿头端，选择合适静脉。

（5）备皮：用清水潮湿头发，用剃刀顺毛发生长方向剃去局部头发（如图 1－5－1－3），显露静脉，再用清水洗净头发。常规消毒穿刺部位。

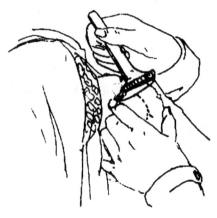

图 1－5－1－3

(6) 5ml 注射器接上头皮针,排净空气。操作者以左手拇指、食指分别固定静脉两端皮肤,右手持头皮针针翼,以静脉最清晰点后 0.2～0.3cm 处为进针点,将针头与头皮平行刺入(为 5°～10°左右)皮肤。如图 1-5-1-4。然后将针头稍稍挑起,沿静脉行走方向徐徐刺入,当针头刺入静脉时阻力减小,有落空感,同时见回血后再进针少许(如针头刺入后未见回血,可轻捏头皮针针管,使少许液体进入,如局部皮肤无隆起、变色,液体流入通畅则也可证实穿刺成功),即可固定针头。

(7) 固定针头:用一条输液贴固定针翼,把带有棉片的输液贴覆盖于暴露在外的针梗以及针眼处,再用一条输液贴从针翼下交叉固定针柄,然后将输液管绕于患儿头部适当位置后,用胶布固定。取下生理盐水注射器,将头皮针与输液管连接。如图 1-5-1-5。

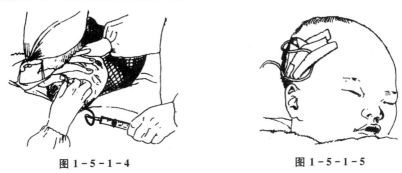

图 1-5-1-4　　　　　　　　　　图 1-5-1-5

(8) 调节好输液速度:患儿输液速度一般为 20～40 滴/min,如果输入高渗溶液、含钾溶液、升压药时速度应减慢。再次查对。

(9) 将病儿抱回原处,置舒适体位,并向患儿和家长说明输液过程中的注意事项。

(10) 整理用物,记录输液时间、量、药物。

【流程图】

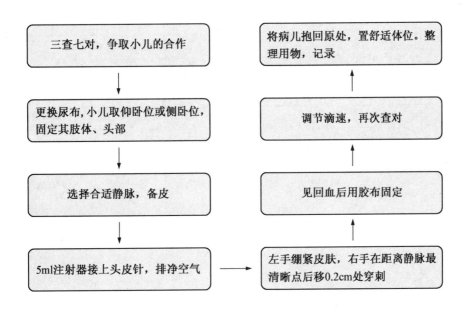

【注意事项】

1. 输液前争取小儿的合作,不合作者给予适当的约束。

2. 操作过程中,严格执行无菌技术。

3. 防止药物渗出引起头皮坏死。

4. 经常观察输液情况,如速度、局部有无肿胀,针头有无移动、脱出,瓶内溶液是否走空及各连接处有无漏液等现象。

5. 加入的液体及药量要准确,应掌握药物配伍禁忌及浓度,将药液吸入注射器后垂直射入液体中,避免射入输液瓶壁上,然后轻轻摇动,使之混匀。

6. 在给危重小儿进行穿刺时应注意观察病情变化。

【思考题】

1. 临床常选择的头皮静脉有哪几条? 位于什么部位?

2. 300ml 液体需 1 小时输入,输液的速度应为几滴/min?

【操作考核评分标准】

头皮静脉穿刺术

班级 _____   姓名 _____   学号 _____   得分 _____

项 目	操作要求	分值	评分等级及分值				实际得分
			A	B	C	D	
仪 表	工作衣、帽、鞋穿戴整齐,戴口罩,洗手	5	5	4	3	2～0	
操作前准备	准备用物,放置合理	10	10	7	4	3～0	
操作过程	三查七对,对家长做好解释,争取合作	10	10	7	4	3～0	
	选择合适静脉,备皮	10	10	7	4	3～0	
	消毒方法正确	5	5	4	3	2～0	
	进针角度和距离正确	10	10	7	4	3～0	
	固定针头方法正确	5	5	4	3	2～0	
	调节输液速度,再次查对	10	10	7	4	3～0	
	记录输液时间、量、药物	5	5	4	3	2～0	
操作后	妥善安置患儿	5	5	4	3	2～0	
	用物处理恰当	5	5	4	3	2～0	
熟练程度	动作轻巧、稳当、有条不紊	10	10	7	4	3～0	
操作质量	一针见血,减少患儿痛苦	10	10	7	4	3～0	
总 计		100					

二、颈外静脉穿刺

【实训目的】

采集血标本(外周静脉无法采血者)。

【实训时间】

45min

【实训方式】

教师示教讲解→学生操作练习→学生回示范→实验室开放,学生练习→操作考核

【实训准备】

1. **护理人员自身准备**　衣帽整洁,戴口罩、洗手。

2. **小儿或家长准备**　了解颈外静脉穿刺的目的及配合要点,患儿情绪稳定。

3. **用物准备**　皮肤消毒液、棉签、消毒棉球、弯盘、垫枕、真空采血针、持针器、注射器、真空采血试管,或根据检验目的备血培养标本瓶、酒精灯、打火机、胶布。必要时备约束用具。

4. **环境准备**　室内清洁,光线充足,温湿度适宜。

【实训内容】

1. **复习颈外静脉解剖部位**　颈外静脉是颈部最大的浅静脉,收集颅外大部分静脉血和部分面部深层的静脉血。颈外静脉由前后两根组成,前根为面后静脉的后支,后根由枕静脉与耳后静脉汇合而成,两根在平下颌角处汇合,沿胸锁乳突肌表面斜向后下,至该肌后缘、锁骨中点上方 2.5cm 处穿颈部深筋膜注入锁骨下静脉或静脉角。此静脉在锁骨中点上方 2.5~5.0cm 处内有两对瓣膜,瓣膜下片扩大成囊。颈外静脉的体表投影相当于同侧下颌角与锁骨中点的连线。

由于颈外静脉仅被皮肤、浅筋膜及颈阔肌覆盖,位置表浅,管径较大,常被选作小儿病人穿刺抽血的静脉,尤其在小儿病人啼哭时或压迫该静脉近心端时,静脉怒张明显,更易穿刺。由于颈部皮肤移动性大,不易固定,通常颈外静脉不作为穿刺输液的血管。

2. **操作方法**

(1)进行严格的三查七对。

(2)和患儿及家长进行沟通,态度热情大方。

(3)患儿去枕平卧位,头偏向对侧,头部尽量后仰,使颈部伸展平直,肩下垫小枕,使头低肩高。或取仰卧、垂头位,肩部与治疗台边沿平齐,头部垂于治疗台边沿下,垫枕稍垫起患儿肩部。如图 1-5-2-1。

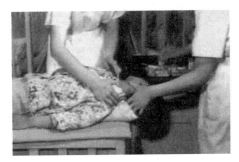

图 1-5-2-1

(4)操作者立于患儿头端。助手帮助固定肢体、头部,站于患儿右侧,两手前臂约束患儿躯干及上肢,双手扶头,使头颈转向穿刺对侧,以充分暴露颈外静脉。

（5）常规消毒穿刺部位以及操作者左手拇指、食指。

（6）以左手食指压迫穿刺点的远端，拇指绷紧穿刺点下方皮肤，以固定静脉两端皮肤。右手持注射器在下颌角和锁骨上缘中点联线的上 1/3 处，颈外静脉的外侧缘或在距离静脉最隆起处 1cm 刺入皮肤，或颈外静脉可见部分的上 1/3 与中 1/3 交界处以 45°刺入皮肤。如图 1-5-2-2。入皮后改为 25°，保持针头斜面朝上，针体部分紧贴颈部皮肤，沿皮下徐徐推进至静脉暴露部位。

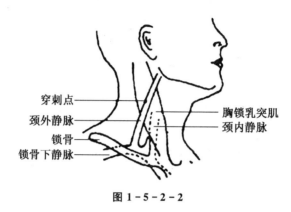

图 1-5-2-2

（7）待患儿啼哭而致静脉怒张时刺入血管，见回血时固定针头，进行负压真空采血。

（8）用消毒棉球压迫进针部位，拔针，继续压迫 3～5 分钟至不出血为止。

（9）再次核对，按需处理血标本。

（10）助手将病儿抱起，置舒适坐、立位。

（11）针头放入锐器收集盒，注射器弃入医用垃圾箱中。

（12）整理用物，洗手，记录，签字。

（13）及时送检血标本。

【流程图】

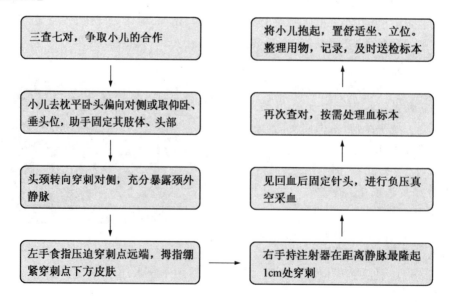

【注意事项】

1. 不熟练的操作者可分两步进行,先于颈外静脉上、中 1/3 交界处刺入皮肤,等颈静脉怒张时再刺入血管。

2. 拔针时要压迫穿刺部位,并立即扶患儿坐起,以减轻头部静脉压,避免出现血肿。

3. 整个操作过程力求安全、准确、快速,注意患儿的呼吸情况,切勿蒙住患儿口、鼻,以防窒息。

4. 密切观察穿刺部位有无皮下出血现象。

【思考题】

1. 颈外静脉穿刺时患儿取什么体位?

2. 颈外静脉穿刺部位有哪些?

【操作考核评分标准】

颈外静脉穿刺术

班级_____ 姓名_____ 学号_____ 得分_____

项　目	操作要求	分值	评分等级及分值				实际得分
			A	B	C	D	
仪　表	工作衣、帽、鞋穿戴整齐,戴口罩,洗手	5	5	4	3	2～0	
操作前准备	准备用物,放置合理	5	5	4	3	2～0	
操作过程	三查七对,对家长做好解释,争取合作	10	10	7	4	3～0	
	选择合适体位,充分暴露颈外静脉	10	10	7	4	3～0	
	消毒皮肤范围、方法正确	5	5	4	3	2～0	
	穿刺部位、手法、时机正确	10	10	7	4	3～0	
	采血方法正确	5	5	4	3	2～0	
	拔针方法和按压局部时间、方法正确	10	10	7	4	3～0	
	拔针后患儿体位正确	10	10	7	4	3～0	
操作后	妥善安置患儿	5	5	4	3	2～0	
	用物处理恰当	5	5	4	3	2～0	
熟练程度	动作轻巧、稳当、有条不紊	10	10	7	4	3～0	
操作质量	一针见血,减少患儿痛苦	10	10	7	4	3～0	
总　计		100					

三、股静脉穿刺

【实训目的】

采集血标本(外周静脉无法采血者)。

【实训时间】

45min

【实训方式】

教师示教讲解→学生操作练习→学生回示范→实验室开放,学生练习→操作考核

【实训准备】

1. **护理人员自身准备**　衣帽整洁,戴口罩、洗手。

2. **小儿或家长准备**　了解股静脉穿刺的目的及配合要点,患儿情绪稳定。

3. **用物准备**　皮肤消毒液、棉签、消毒棉球、弯盘、垫枕、真空采血针、持针器、注射器、真空采血试管,或根据检验目的备血培养标本瓶、酒精灯、打火机、胶布。必要时备约束用具。

4. **环境准备**　室内清洁、光线充足、温湿度适宜。

【实训内容】

1. **复习股静脉解剖知识**　股静脉是下肢的主要静脉干,其上段位于股三角内。股三角的上界为腹股沟韧带,外侧界为缝匠肌的内侧缘,内侧界为长收肌的内侧缘,前壁为阔筋膜,后壁凹陷,由髂腰肌与耻骨肌及其筋膜所组成。股三角内的血管、神经排列关系是:股动脉居中,外侧为股神经,内侧为股静脉。如图1-5-3-1。寻找股静脉时应以搏动的股动脉为标志。

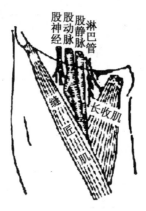

图1-5-3-1

2. **操作方法**

(1) 进行严格的三查七对。

(2) 和患儿及家长进行沟通,态度热情大方。

(3) 清洗患儿腹股沟至会阴部,更换尿布,覆盖生殖器与会阴,以免污染穿刺点。

(4) 患儿取仰卧位,垫高穿刺侧臀部,并将该侧大腿外展外旋,小腿屈膝成90°,助手协助固定。

(5) 常规消毒穿刺部位以及操作者左手拇指和食指,并以该食指在腹股沟韧带下方内侧触及股动脉搏动明显部位并固定。

(6) 右手持注射器,在股动脉内侧0.5cm处,① 直刺法:沿股动脉内侧垂直刺入,待针

头刺入 1/3 或一半左右后缓缓将空针上提并抽吸活塞,见回血即固定针头位置,进行负压真空采血。② 斜刺法:摸到股动脉后,食指停留不离开,贴股动脉距腹股沟韧带下 2cm 左右与皮肤呈 30°～45°,斜刺进针,见回血后固定,进行负压真空采血。

(7) 用消毒棉球压迫进针部位,拔针,继续压迫 3～5 分钟至不出血为止。

(8) 再次核对,按需处理血标本。

(9) 为患儿兜好尿布,整理衣物,置舒适体位。

(10) 针头放入锐器收集盒,注射器弃入医用垃圾箱中。

(11) 整理用物,洗手,记录,签字。

(12) 及时送检血标本。

【流程图】

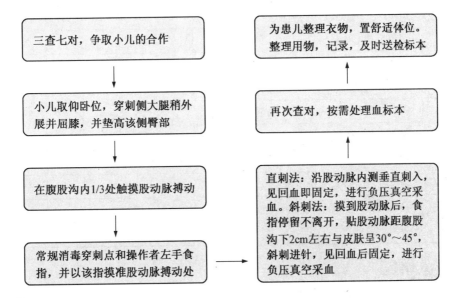

【注意事项】

1. 穿刺前,操作者要剪短指甲,洗净手指。助手固定肢体勿用力过猛,以防损伤组织。

2. 最好用 10ml 注射器(用负压真空采血器更好),操作前检查是否漏气。抽吸时使注射器内形成足够的负压,取血要快,防止血液凝固。

3. 不宜反复穿刺。一侧穿刺失败,有效压迫止血后,方可再取对侧穿刺。

4. 认真压迫止血,防止发生局部血肿。

5. 观察术后有无皮下出血情况。

6. 保持穿刺点干燥清洁,无菌棉球覆盖 24h,防止大小便污染。

【思考题】

1. 股静脉穿刺患儿取什么体位?

2. 股静脉穿刺方法有哪两种?

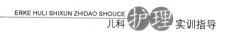
【操作考核评分标准】

股静脉穿刺术

班级_____ 姓名_____ 学号_____ 得分_____

项目	操作要求	项目分值	评分等级及分值				实际得分
			A	B	C	D	
仪　表	工作衣、帽、鞋穿戴整齐,戴口罩,洗手	5	5	4	3	2～0	
操作前准备	准备用物,放置合理	10	10	7	4	3～0	
操作过程	三查七对,对家长做好解释,争取合作	10	10	7	4	3～0	
	患儿体位正确	10	10	7	4	3～0	
	消毒皮肤范围、方法正确	10	10	7	4	3～0	
	定位准确	5	5	4	3	2～0	
	穿刺部位、方法、角度正确	10	10	7	4	3～0	
	采血方法正确	5	5	4	3	2～0	
	拔针方法和按压局部时间、方法正确	5	5	4	3	2～0	
操作后	妥善安置患儿	5	5	4	3	2～0	
	用物处理恰当	5	5	4	3	2～0	
熟练程度	动作轻巧、稳当、有条不紊	10	10	7	4	3～0	
操作质量	一针见血,减少患儿痛苦	10	10	7	4	3～0	
总　计		100					

四、股动脉穿刺

【实训目的】

1. 采集血气标本或某些特殊检查。

2. 施行某些治疗,如股动脉注入抗癌药物行区域性化疗。

【实训时间】

45min

【实训方式】

教师示教讲解→学生操作练习→学生回示范→实验室开放,学生练习→操作考核

【实训准备】

1. **护理人员自身准备**　衣帽整洁,戴口罩、洗手。

2. **小儿或家长准备**　了解股动脉穿刺的目的及配合要点,患儿情绪稳定。

3. **用物准备**　注射盘内加 5ml 或 10ml 注射器、抗凝剂(肝素)、6～7 号穿刺针头,橡皮塞或软木塞一个,垫枕一个,必要时备手套一副,若作治疗、检查,另备药液。

4. 环境准备　室内清洁,光线充足,温湿度适宜。

【实训内容】

1. **复习股动脉解剖知识**　股动脉发自髂外动脉,在大腿根部紧靠腹股沟韧带(髂前上棘与耻骨结节的连线)下方,在股三角(底朝上的三角形,底为腹股沟韧带,内侧缘为长收肌,外侧缘为缝匠肌)腹股沟韧带处可触及股动脉搏动。从耻骨联合到髂前上棘做一连线,股动脉恰在这一连线中点腹股沟韧带处通过。如图1－5－4－1。股动脉在腹股沟处几乎是平行于脊柱的。

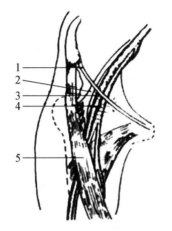

1—腹股沟韧带
2—股神经
3—股动脉
4—股静脉
5—缝匠肌

图1－5－4－1

2. **操作方法**

(1) 进行严格的三查七对。

(2) 和患儿及家长进行沟通,态度热情大方。

(3) 清洗患儿腹股沟至会阴部,给小婴儿更换尿布,覆盖生殖器与会阴,以免污染穿刺点。

(4) 患儿取仰卧位,穿刺侧下肢伸直略外展外旋并在臀下垫一小垫枕,以充分暴露穿刺部位,助手协助固定。

(5) 常规消毒穿刺部位,待干。

(6) 操作者位于穿刺一侧,消毒左手食指或戴消毒手套,用左手食指指尖在股三角区扪及股动脉搏动或找髂前上棘和耻骨结节连线中点的方法作股动脉定位。

(7) 右手持注射器,针头和皮肤垂直刺入或与动脉走向呈45°刺入,边抽回血边退,见抽出鲜红血液,示已达股动脉,立即固定注射器,采集所需用量后,立即拔出针头套上橡皮塞或软木塞送检。

(8) 若注射药物,右手固定针柄位置,左手以最快的速度注射药物。

(9) 操作完毕,迅速拔出针头,局部加压压迫5～10分钟,直到无出血为止。

(10) 再次核对,按需处理血标本。

(11) 为患儿兜好尿布,整理衣物,置舒适体位。

(12) 针头放入锐器收集盒,注射器弃入医用垃圾箱中。

(13) 整理用物,洗手,记录,签字。

(14) 及时送检血标本。

【流程图】

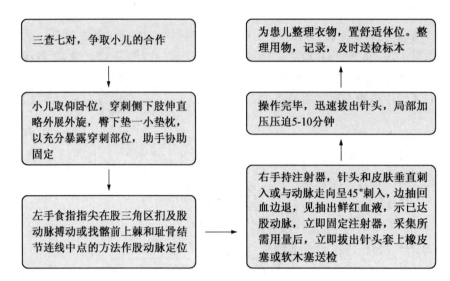

【注意事项】

1. 严格执行三查七对制度和无菌操作原则。

2. 穿刺前,操作者要剪短指甲,洗净手指。

3. 如采集血气标本,应备肝素,并防止注射器内混入空气,针头拔出后即插入橡皮塞或软木塞,立即送检。

4. 如抽出暗红色血液,即示误入静脉,应立即拔针,加压压迫 5 分钟以上止血。有效压迫止血后,方可再取对侧穿刺。

5. 观察术后有无皮下出血情况。

6. 保持穿刺点干燥清洁,无菌棉球覆盖 24 小时,防止大小便污染。

【思考题】

1. 股动脉穿刺如何定位?

【操作考核评分标准】

股动脉穿刺术

班级_____ 姓名_____ 学号_____ 得分_____

项 目	操作要求	项目分值	评分等级及分值				实际得分
			A	B	C	D	
仪 表	工作衣、帽、鞋穿戴整齐,戴口罩,洗手	5	5	4	3	2～0	
操作前准备	准备用物,放置合理	10	10	7	4	3～0	
操作过程	三查七对,对家长做好解释,争取合作	10	10	7	4	3～0	
	患儿体位正确	10	10	7	4	3～0	
	消毒皮肤范围、方法正确	5	5	4	3	2～0	

续 表

项 目	操作要求	项目分值	评分等级及分值				实际得分
			A	B	C	D	
操作过程	定位准确	10	10	7	4	3～0	
	穿刺部位、方法、角度正确	5	5	4	3	2～0	
	采血方法正确	10	10	7	4	3～0	
	拔针方法和按压局部时间、方法正确	5	5	4	3	2～0	
操作后	妥善安置患儿	5	5	4	3	2～0	
	用物处理恰当	5	5	4	3	2～0	
熟练程度	动作轻巧、稳当、有条不紊	10	10	7	4	3～0	
操作质量	一针见血,减少患儿痛苦	10	10	7	4	3～0	
总 计		100					

五、静脉留置针置管术

【实训目的】

1. 避免反复穿刺,保护患儿血管。

2. 减轻患儿痛苦,输入药物达到治疗疾病目的。

3. 保持静脉通路,便于给药抢救。

【实训时间】

45min

【实训方式】

教师示教讲解→学生操作练习→学生回示范→实验室开放,学生练习→操作考核

【实训准备】

1. **护理人员自身准备** 衣帽整洁,戴口罩、洗手。

2. **小儿或家长准备** 了解静脉留置针输液的目的及配合要点,输液前患儿排尿或排便(小婴儿换尿布),患儿情绪稳定。

3. **用物准备** 静脉留置针1套(如图1-5-5-1),透明敷贴,其余用物同头皮静脉穿刺。

4. **环境准备** 室内清洁,光线充足,温湿度适宜。

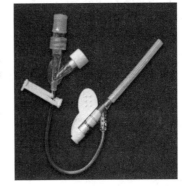

图1-5-5-1

【实训内容】

1. 复习相关知识

(1) 静脉留置针特点:静脉留置针也称套管针,可以在一定时间内(3～5天)内保留于静脉血管内,具有减少穿刺次数、减少静脉损伤、维持血管通路、利于及时给药、降低导管感

染概率、减少护理工作量等特点。

（2）静脉留置针的应用对象：静脉留置针适用于需长期或多次输液的患儿、需随时静脉给药的危重患儿、需多次采集静脉血标本的患儿。

（3）血管的选择：应选择相对粗直、有弹性、血流丰富、无静脉瓣、利于固定的静脉血管，同时应避开关节。临床上经常选用四肢周围静脉、头部耳后静脉、颞浅静脉、枕后静脉等。

2．操作方法

（1）进行严格的三查七对。

（2）和患儿及家长进行沟通，态度热情大方。

（3）协助患儿排尿或换尿布；取合适体位，选择弹性好、走向直的穿刺静脉。

（4）选择四肢周围静脉穿刺时，在穿刺点上方 6～10cm 处结扎止血带，穿刺部位下垫上垫枕。选择头皮静脉穿刺时，助手固定患儿肢体及头部，操作者立于患儿头侧，根据需要剃掉穿刺部位局部毛发。

（5）检查留置针的有效期和包装的完好性，准备好透明敷贴及输液贴。常规消毒穿刺部位皮肤，范围为 8cm×8cm，待干。必要时请患儿握拳（行周围静脉穿刺时）。

（6）打开留置针包装，将接有头皮针的 5ml 注射器（内装有生理盐水）与留置针连接（将头皮针插入留置针的肝素帽内并用胶布固定）。

（7）去除针套，旋转松动外套管，调整针梗斜面，排气，穿刺。

（8）行四肢周围静脉穿刺时，绷紧患儿局部皮肤，使针尖斜面向上，自血管上方与皮肤呈 15°～30°进针，见回血后将针头与头皮大致平行（约 10°）再进入少许（0.5～1cm），松解止血带。头皮静脉穿刺时，操作者一手拇指、食指固定静脉两端，一手持留置针针翼，平行刺入，见回血后再进入少许。

（9）取下注射器，将头皮针与输液管连接。打开调节器，见液体滴入通畅，患儿无不适表现后，先用持针翼的手抽出针芯 0.5cm，再将硅胶套管全部送入静脉内，另一手将针芯抽出。

（10）以穿刺点为中心用透明敷贴平整粘贴密闭固定留置针，将注明置管日期及时间的标签贴于透明敷贴一角。用输液贴（或胶布）固定"Y"形管。头皮静脉留置针输液时，为防止患儿哭闹、挣扎、头部出汗等导致固定留置针的透明敷贴脱落，影响留置效果，可在上述固定方法的基础上，采用弹力固定网帽加以固定（如图 1－5－5－2）。四肢周围静脉留置针输液时，可在局部固定后，再用弹力绷带缠绕穿刺部位肢体（如图 1－5－5－3）。

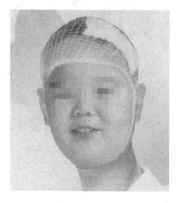

图 1－5－5－2

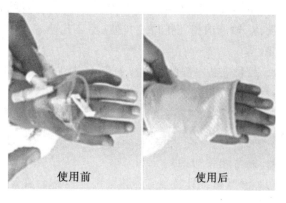

使用前　　　　使用后

图 1－5－5－3

（11）调节好输液速度,再次查对。

（12）将患儿置舒适体位,并向患儿和家长说明输液过程中的注意事项。

（13）整理用物,记录输液时间、量、药物。

【流程图】

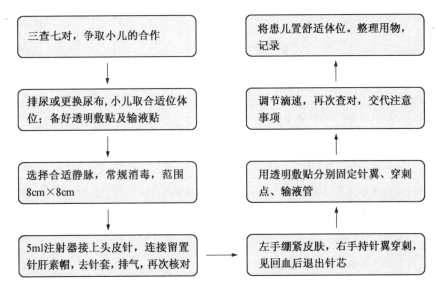

【注意事项】

1. 输液前争取小儿的合作,不合作者给予适当的约束。

2. 操作过程中,严格执行无菌技术;动作熟练、平稳。

3. 注意保护置有留置针的肢体;患儿尽量保持安静状态,避免因哭闹、过度活动引起出汗过多,导致无菌透明敷贴边缘卷起、黏度下降,造成留置针移位、局部感染或液体外渗。

4. 尽量避免下肢穿刺留置针和有留置针的肢体下垂,固定留置针时肝素帽位置应高于穿刺点,以防血液回流阻塞导管。

5. 经常巡视患儿,观察穿刺静脉有无红、肿、热、痛及静脉硬化,询问患儿有无不适,如有异常应及时拔除针头。

6. 透明敷贴每1～2天更换一次。留置针一般保留3～5天,最长不超过一周。

【思考题】

1. 静脉留置针有哪些应用对象?

2. 临床静脉留置针输液常选择哪些血管?

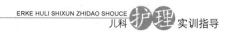
【操作考核评分标准】

静脉留置针置管术

班级 _____ 姓名 _____ 学号 _____ 得分 _____

项　目	操作要求	项目分值	评分等级及分值				实际得分
			A	B	C	D	
仪　表	工作衣、帽、鞋穿戴整齐,戴口罩,洗手	5	5	4	3	2～0	
操作前准备	准备用物,放置合理	10	10	7	4	3～0	
操作过程	三查七对,对家长做好解释,争取合作	10	10	7	4	3～0	
	选择合适静脉,系止血带部位、范围正确	10	10	7	4	3～0	
	消毒皮肤范围、方法正确	5	5	4	3	2～0	
	连接肝素帽和头皮针	10	10	7	4	3～0	
	去留置针针套,再次排气及核对	5	5	4	3	2～0	
	进针稳准,退出针芯	10	10	7	4	3～0	
	固定(正确、牢固、美观)并记录日期	5	5	4	3	2～0	
操作后	妥善安置患儿	5	5	4	3	2～0	
	用物处理恰当	5	5	4	3	2～0	
熟练程度	动作轻巧、稳当、有条不紊	10	10	7	4	3～0	
操作质量	一针见血,减少患儿痛苦	10	10	7	4	3～0	
总　计		100					

六、静脉留置针封管技术

【实训目的】

1. 防止静脉留置针内发生血液凝固,阻塞针头。

2. 保持管路通畅,避免形成血栓。

【实训时间】

45min

【实训方式】

教师示教讲解→学生操作练习→学生回示范→实验室开放,学生练习→操作考核

【实训准备】

1. 护理人员自身准备　衣帽整洁,戴口罩、洗手。

2. 小儿或家长准备　了解静脉留置针输液后保护针头的目的及配合要点,患儿情绪稳定。

3. 用物准备　治疗盘内另备无菌有盖方盘、透明敷贴(备用)、封管液、注射器、输液贴。

4. 环境准备　室内清洁,光线充足,温湿度适宜。

【实训内容】

1. **复习相关知识**　常用封管液的选择：① 稀释肝素溶液：肝素为一种酸性粘多糖，是临床常用的抗凝药，当暂停输液时，小剂量肝素可以预防留置针处静脉血栓形成。封管液常用剂量为每毫升生理盐水含肝素 10～100U，每次用量 2～5ml。② 无菌生理盐水：生理盐水具有补充水分和电解质、维持体液和渗透压平衡、预防血液凝固等作用。每次用量为5～10ml。

2. **操作方法**

（1）输液即将结束时在治疗室内分别用注射器抽少量生理盐水和 2～5ml 稀释肝素溶液，并放入无菌有盖方盘内。输液结束，携封管用物至患儿床旁。

（2）和患儿及家长进行沟通，态度热情大方。

（3）关闭调节器，分离输液管与头皮针后，向留置针内推注生理盐水进行冲管，以避免肝素封管时与输液管中其他药液接触发生反应。

（4）推毕生理盐水后，将头皮针与肝素稀释液注射器连接。

（5）手持头皮针针柄，将头皮针退至仅仅留针尖斜面在肝素帽中。

（6）向头皮针内推注封管液，当封管液剩余 0.5ml 时，边推药夜边退针进行正压封管，拔出针头。如图 1－5－6－1。

（7）将留置针上小夹子在靠近留置针针头一端夹闭。

（8）再次用输液贴（或胶布）稳妥固定"Y"形管。

（9）整理用物，洗手，记录。

（10）再次输液前，应常规消毒肝素帽，并用生理盐水溶液 5～10ml 冲管后将头皮针插入肝素帽内进行输液。

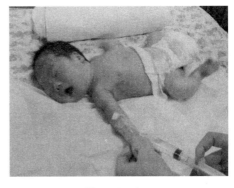

图 1－5－6－1

【流程图】

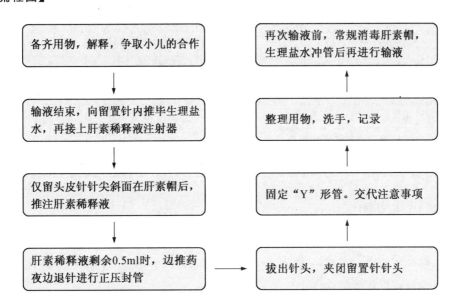

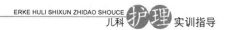

【注意事项】

1. 操作过程中,严格执行无菌技术;动作熟练、平稳。

2. 封管时注意将封管液充满软管,以防止堵管现象的发生。若再次输液发现有堵管,只能回抽,不能暴力冲洗,以免血栓脱落。

3. 配制好的肝素封管液放冰箱内低温保存,24小时后失效。瓶身注明液体名称、配制者、日期、时间。

【思考题】

1. 临床常选择的封管液有哪些,其用量是多少?

2. 封管有哪些注意事项?

【操作考核评分标准】

静脉留置针封管术

班级_____　　姓名_____　　学号_____　　得分_____

项　目	操作要求	项目分值	评分等级及分值				实际得分
			A	B	C	D	
仪　表	工作衣、帽、鞋穿戴整齐,戴口罩,洗手	5	5	4	3	2～0	
操作前准备	准备用物,放置合理	10	10	7	4	3～0	
操作过程	三查七对,对家长做好解释,争取合作	10	10	7	4	3～0	
	关闭调节器,分离输液管与头皮针方法正确	10	10	7	4	3～0	
	向留置针内推注生理盐水进行冲管正确	5	5	4	3	2～0	
	连接肝素稀释液注射器方法正确	5	5	4	3	2～0	
	正压封管方法正确	10	10	7	4	3～0	
	夹闭留置针正确	10	10	7	4	3～0	
	固定"Y"形管正确	5	5	4	3	2～0	
操作后	妥善安置患儿	5	5	4	3	2～0	
	用物处理恰当	5	5	4	3	2～0	
熟练程度	动作轻巧、稳当、有条不紊	10	10	7	4	3～0	
操作质量	保持静脉留置针输液管路通畅	10	10	7	4	3～0	
总　　计		100					

七、知识能力测试

1. 股静脉穿刺部位位于股三角区　　　　　　　　　　　　　　　　　　　　　(　　)

　　A. 股动脉外侧　　B. 股动脉内侧　　C. 股神经内侧　　D. 股神经外侧

　　E. 股神经和股动脉之间

2. 为患儿静脉注射时,推药有阻力,抽之有回血,无肿胀,但患儿有疼痛表现,可能是 （　　）

 A. 针头滑出血管外   B. 针头阻塞

 C. 静脉痉挛   D. 针头斜面部分穿透下面血管壁

 E. 针头斜面穿透下面血管壁

3. 小儿头皮静脉穿刺时常用的静脉,以下哪个不是 （　　）

 A. 额上静脉   B. 头静脉   C. 眶上静脉   D. 颞浅静脉   E. 耳后静脉

4. 以下小儿头皮静脉的特征哪项错误 （　　）

 A. 血管呈微蓝色   B. 管壁厚不易压瘪

 C. 血流方向向心   D. 注药时阻力小

 E. 呈网状分布

5. 以下小儿头皮动脉的特征哪项错误 （　　）

 A. 血管有搏动   B. 血流方向离心

 C. 血液呈暗红色   D. 注射时呈树枝状突起

 E. 注药时阻力大

6. 以下股静脉穿刺操作哪项不妥 （　　）

 A. 患儿取仰卧位、下肢伸直略外展

 B. 常规消毒局部皮肤及消毒术者左手食指和拇指

 C. 在腹股沟中 1/3 交界处,左手食指触及动脉搏动最明显部位,在其外侧 0.5cm 处垂直刺入

 D. 抽动活塞见暗红色回血,即固定,进行负压真空采血

 E. 在腹股沟内 1/3 处交界处,左手食指触及动脉搏动最明显部位,在其内侧 0.5cm 处垂直刺入

7. 以下不是静脉穿刺失败的常见原因是 （　　）

 A. 刺入过深   B. 刺入过浅

 C. 针头斜面未完全进入血管内   D. 皮下脂肪过多

 E. 针头斜面紧贴血管壁

8. 与成人相比,为小儿股静脉穿刺时应注意 （　　）

 A. 体位固定   B. 臀下垫垫枕

 C. 严格消毒局部   D. 会阴部用尿布覆盖

 E. 严格三查七对

9. 对注射部位皮肤消毒时,正确的方法是 （　　）

 A. 以注射点为中心,由内向外呈螺旋形涂擦

 B. 以注射点为轴,由外向内呈环形涂擦

 C. 横形涂擦至注射点

 D. 以注射点为中心,自上而下涂擦

 E. 以注射点为轴,由下向上环形涂擦

10. 需长时间输液的患儿,静脉血管应从何处开始使用,向何处移动 （　　）

 A. 上肢 下肢   B. 下肢 上肢   C. 近心 远心   D. 远心 近心   E. 以上都对

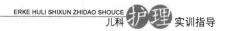

11. 头皮静脉穿刺时针梗与皮肤呈多少度进针 （　　）

    A. 35°   B. 20°   C. 30°   D. 45°   E. 10°

12. 颈外静脉穿刺时，患儿应采取什么卧位 （　　）

    A. 侧卧位   B. 头低足高   C. 半坐卧位   D. 俯卧位

    E. 去枕平卧位或取仰卧、垂头位，头部与治疗台边沿平齐

13. 静脉留置针输液，皮肤消毒范围为多少 （　　）

    A. 5cm×6cm   B. 6cm×8cm   C. 5cm×7cm   D. 6cm×8cm   E. 8cm×8cm

14. 静脉留置针以多少角度进针 （　　）

    A. 10°~20°   B. 15°~30°   C. 30°~40°   D. 25°~30°   E. 35°~40°

项目六 儿童用药护理

【项目所需时间】

实训 4 学时。

【素质要求】

1. 护士服、鞋、帽整洁。

2. 举止端庄,具有和儿童、家长沟通的技巧。

3. 尊重儿童,语言柔和,态度和蔼。

4. 安全意识。

一、喂药法

【实训目的】

通过口服给药达到治疗及预防疾病的目的。

【实训时间】

45min

【实训方式】

教师示教讲解→学生操作练习→学生回示范→实验室开放,学生练习→操作考核

【实训准备】

1. 用物准备　药杯、小勺、吸管、滴管、橡胶乳头、注射器、研钵、小毛巾、白开水、药物。

2. 护理人员自身准备　衣帽整洁、戴口罩、洗手。

3. 药物准备　先将药物碾成细末,用温开水充分溶解,无沉淀后待用。

【实训内容】

1. 复习相关知识

(1) 复习小儿药量的计算方法。

(2) 口服给药途径:口服给药是最常用的、比较方便和安全的一种给药途径。片剂宜压碎后再口服。哺乳患儿口服给药应在喂奶前或两次喂奶间进行,任何药物不可混于奶中喂哺。不要在患儿完全平卧或在其哽咽时口服给药,防止呛咳。意识不清、呕吐不止、禁食及急救的患儿禁用口服给药方法。

2. 操作方法

(1) 新生儿喂药

1) 将橡胶乳头放入新生儿口中,用滴管将药物滴入橡胶乳头中让其吸入,也可以直接

用滴管或小勺喂药。

2）用同法喂少量温开水，清洁口腔。

（2）婴儿喂药

1）将婴儿抱在膝上，卧位，用左臂固定患儿的双臂及头部，并抬高患儿头部，用小毛巾围于患儿颈部。如不宜抱起者需抬高头部，面部稍偏向一侧。

2）左手拇指按压其下颌使之张口，如图1-6-1-1所示。右手把小勺从小儿嘴角放入口中，并停留片刻，直至其咽下药物，防止小儿吐药，如彩图1-6-1-1所示。若患儿不肯咽下时，可用拇指与食指轻轻捏其双颊，使之吞咽。

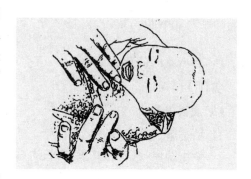

图 1 - 6 - 1 - 1

3）用同法喂少量温开水，清洁口腔。

4）用毛巾擦净患儿面部，撤去毛巾。

（3）幼儿、学龄前儿童喂药

1）向小儿说明服药的必要性，鼓励小儿自行用药杯服药。

2）如患儿拒绝，操作者左手轻捏其双颊，右手拿药杯从患儿口角倒入口内，停留片刻，直至其咽下药物。

3）喂少量温开水，清洁口腔。

【流程图】

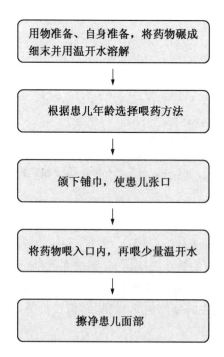

用物准备、自身准备，将药物碾成细末并用温开水溶解

↓

根据患儿年龄选择喂药方法

↓

颌下铺巾，使患儿张口

↓

将药物喂入口内，再喂少量温开水

↓

擦净患儿面部

【注意事项】

1. 给药前做好三查七对，准确给药。

2. 婴儿啼哭时不要硬行灌药,防止药物呛入气管而引起窒息。不得捏住小儿鼻子,强行经口灌入。

【思考题】

1. 如何保证药物剂量准确服入?
2. 怎样为婴儿喂服鱼肝油?

【操作考核评分标准】

口服给药法

班级_____　　　姓名_____　　　学号_____　　　得分_____

项　目	操作要求	分值	评分等级及分值				实际得分
			A	B	C	D	
仪　表	工作衣、帽、鞋穿戴整齐,戴好口罩,修剪指甲	5	5	4	3	2～0	
操作前准备	备齐用物	5	5	4	3	2～0	
	碾碎药片并溶解,方法正确	10	8	6	4	2～0	
	根据小儿年龄选择喂药方法恰当	5	5	4	3	2～0	
操作过程	核对患儿,对家长和患儿做好解释,取得合作	10	8	6	4	2～0	
	取合适卧位	5	5	4	3	2～0	
	颌下铺巾	5	5	4	3	2～0	
	喂药手法正确	10	8	6	4	2～0	
	喂开水方法正确	5	5	4	3	2～0	
	擦净患儿面部	5	5	4	3	2～0	
	药物无浪费	10	8	6	4	2～0	
	保持患儿衣服干燥	5	5	4	3	2～0	
操作熟练程度	药物准确喂入,动作轻巧、有条不紊	10	8	6	4	2～0	
护患沟通	操作过程中能与患儿及家长良好沟通,取得合作	5	5	4	3	2～0	
操作后	整理用物,放置合理	5	5	4	3	2～0	
总　计		100					

二、注射法

(一) 皮内注射

【实训目的】

1. 用于各种药物过敏试验,以观察局部反应。
2. 预防接种。
3. 局部麻醉的先驱步骤。

【实训时间】

45min

【实训方式】

教师示教讲解→学生操作练习→学生回示范→实验室开放,学生练习→操作考核

【实训准备】

1. **护理人员自身准备** 衣帽整洁、戴口罩、洗手。

2. **小儿或家长准备** 了解皮内注射的目的、方法及配合要点,暴露注射部位。

3. **用物准备** 注射盘内另加 1ml 无菌注射器和 4.5～5 号针头、注射卡、药液。如做药物过敏试验,另备 0.1% 盐酸肾上腺素 1 支、2ml 注射器、6 号针头。

4. **环境准备** 室内清洁,光线充足,温湿度适宜。

【实训内容】

1. **复习相关知识** 皮肤由表皮、真皮和皮下组织构成,并与其下的组织相连。皮内注射时,药物是注入表皮和真皮之间。其组织较致密,且皮内神经末梢丰富,注射时比较痛,但很快会缓解。

2. **操作方法**

(1) 进行严格的三查七对。药物过敏试验注射前应详细询问用药史、过敏史。

(2) 和患儿及家长进行沟通,解释皮内注射目的及注意事项,态度热情大方。

(3) 选好合适的注射部位(药物过敏试验常选择前臂掌侧下段,因此处皮肤较薄易于注射,且肤色较淡,易于辨认局部反应;预防接种常选择上臂三角肌下缘;作为局部麻醉的先驱步骤时需在实施局部麻醉处的局部皮肤),用 75% 乙醇消毒皮肤,待干。

(4) 二次核对,排尽空气。

(5) 左手绷紧注射部位皮肤,右手以平执式持注射器。保持针头斜面向上,与皮肤呈 5° 刺入皮内,如彩图 1-6-2-1。待针头斜面完全进入皮内后,放平注射器,绷紧皮肤的一手拇指固定针栓,另一手推入药液,注入皮内 0.1ml,使局部隆起形成一半球状皮丘,隆起的皮肤变白并显露毛孔,如彩图 1-6-2-2。

(6) 快速拔出针头,分开针头与注射器,将针头放入锐器盒,注射器放入医用垃圾。

(7) 嘱患儿或家长勿揉压局部,以免影响结果的观察。并关照如有不适,随时打铃呼叫护士。

(8) 如进行药物过敏实验时于注射后 15～20min 后观察反应,作出判断并记录。

(9) 再次核对后协助患儿取舒适卧位,整理用物。

(10) 洗手并记录。

【流程图】

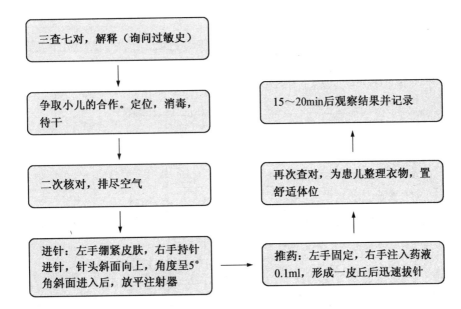

【注意事项】

1. 严格执行三查七对制度和无菌操作原则。

2. 患儿对所用药物有过敏史者,则不能进行药物过敏试验,并与医生取得联系,更换其他药物。

3. 做药物过敏试验忌用碘酊或碘附消毒,以免脱碘不彻底或对碘过敏影响试验结果的观察和判断。

4. 注射时针尖斜面需全部刺入,以确保注入剂量准确。同时进针角度不可过大,以免将药液注入皮下。

5. 拔针时不可用棉签按压,并嘱患儿或家长也切忌揉擦局部,如有不适,马上打铃呼叫。

6. 需做对照试验,需用另一注射器和针头,在另一侧相同部位,注入 0.1ml 生理盐水,观察 20min,对照反应,确认试验结果。

【思考题】

1. 皮内注射目的是什么?

2. 如何做对照试验?

【操作考核评分标准】

皮内注射法

班级_____　　姓名_____　　学号_____　　得分_____

项　目	操作要求	分值	评分等级及分值				实际得分
			A	B	C	D	
仪　表	工作衣、帽、鞋穿戴整齐,戴好口罩,修剪指甲	5	5	4	3	2～0	

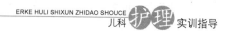

续　表

项　目	操作要求	分值	评分等级及分值				实际得分
			A	B	C	D	
操作前准备	准备用物,放置合理	10	10	7	4	3～0	
操作过程	三查七对,和患儿及家长做好解释,争取合作,询问过敏史	10	10	7	4	3～0	
	注射部位准确	10	8	6	4	2～0	
	消毒方法、范围正确	5	5	4	3	2～0	
	排气方法正确,不浪费药液	10	8	6	4	2～0	
	进针角度、深度适宜	10	8	6	4	2～0	
	注射剂量准确、皮丘符合要求	10	8	6	4	2～0	
	拔针后不按压局部,嘱咐注意事项	5	5	4	3	2～0	
	准确适时观察皮试结果	5	5	4	3	2～0	
操作熟练程度	动作稳重、轻巧,有条不紊	10	8	6	4	2～0	
护患沟通	操作过程中能与患儿及家长良好沟通,取得合作	5	5	4	3	2～0	
操作后	整理用物,放置合理	5	5	4	3	2～0	
总　计		100					

(二) 皮下注射

【实训目的】

1. 不能或不宜经口服给药,要求在一定的时间内发生药效时采用。

2. 预防接种。

3. 局部麻醉用药。

【实训时间】

45min

【实训方式】

教师示教讲解→学生操作练习→学生回示范→实验室开放,学生练习→操作考核

【实训准备】

1. **护理人员自身准备**　衣帽整洁、戴口罩、洗手。

2. **小儿或家长准备**　了解皮下注射的目的、配合要点,暴露注射部位。

3. **用物准备**　注射盘内另加1～2ml无菌注射器和5.5～6号针头、注射卡、药液。

4. **环境准备**　室内清洁,光线充足,温湿度适宜。

【实训内容】

1. **复习相关解剖知识**　皮下组织即浅筋膜,由位于皮肤和深筋膜之间的疏松结缔组织

和脂肪组织构成。皮下组织中含有丰富的血管、神经、淋巴管及纤维成分。纤维成分的多少与皮肤的移动性有关,凡皮肤移动性较大处,其纤维成分较少,反之,纤维成分较多。皮下组织的厚度随年龄、性别及部位不同而有差别,如腹部皮下组织可达 3cm,而眼睑等处因不含脂肪,皮下组织较薄。

2. 操作方法

(1) 进行严格的三查七对。

(2) 和患儿及家长进行沟通,解释皮下注射目的及注意事项,态度热情大方。

(3) 选好合适的注射部位(常用注射部位为上臂三角肌下缘、两侧腹壁、大腿前侧和外侧。这些部位皮下组织疏松,摩擦机会少,便于注射)。常规消毒皮肤,待干。

(4) 二次核对,排尽空气。

(5) 左手绷紧局部皮肤,右手持注射器,食指固定针栓,使针头斜面向上与皮肤呈 $30°\sim40°$ 角,如彩图 $1-6-2-3$。迅速刺入针梗的 $1/2\sim2/3$(过瘦者可以捏起局部组织,穿刺角度适当减小)。松开左手,抽动活塞,检查有无回血(因浅筋膜中含有较大的静脉,为防止药液直接入血,故进针后应回抽活塞,无回血后方可注入药物)。如无回血,缓慢推药,如彩图 $1-6-2-4$。

(6) 用干棉签轻压穿刺点,快速拔针(因皮内含有丰富的神经末梢,为减少疼痛,进针和拔针时动作应迅速),按压至不出血为止,如彩图 $1-6-2-5$。

(7) 分开针头与注射器,将针头放入锐器盒,注射器放入医用垃圾。

(8) 再次核对后协助患儿取舒适卧位,整理用物。

(9) 洗手并记录。

【流程图】

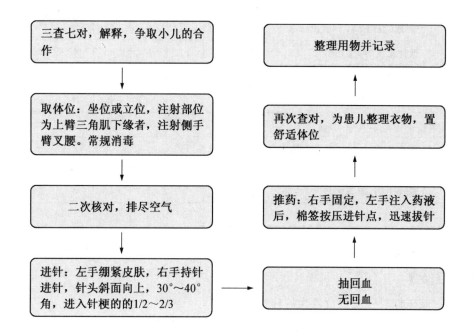

【注意事项】

1. 严格执行三查七对制度和无菌操作原则。

2. 对皮肤有刺激性的药物一般不做皮下注射。

3. 进针角度不宜超过 45°,以免刺入肌层。也不要过浅,以免将药液注入皮内。

4. 对长期皮下注射者,应经常更换注射部位,以保证药物的充分吸收。

5. 如注射的药物少于 1ml,需用 1ml 注射器,以保证药物的剂量准确。

【思考题】

1. 皮下注射常用哪些注射部位?

【操作考核评分标准】

皮下注射法

班级_____   姓名_____   学号_____   得分_____

项 目	操作要求	分值	评分等级及分值				实际得分
			A	B	C	D	
仪表	工作衣、帽、鞋穿戴整齐,戴好口罩,修剪指甲	5	5	4	3	2~0	
操作前准备	准备用物,放置合理	10	10	7	4	3~0	
操作过程	三查七对,和患儿及家长做好解释,争取合作	10	10	7	4	3~0	
	患儿体位正确	5	5	4	3	2~0	
	注射部位正确	10	8	6	4	2~0	
	消毒方法、范围正确	10	8	6	4	2~0	
	排气方法正确,不浪费药液	5	5	4	3	2~0	
	进针角度、深度适宜	10	8	6	4	2~0	
	抽回血、推药液速度适宜	10	8	6	4	2~0	
	拔针、按压方法正确,嘱咐注意事项	5	5	4	3	2~0	
操作熟练程度	动作稳重、轻巧,有条不紊	10	8	6	4	2~0	
护患沟通	操作过程中能与患儿及家长良好沟通,取得合作	5	5	4	3	2~0	
操作后	整理用物,放置合理	5	5	4	3	2~0	
总 计		100					

(三)肌内注射

【实训目的】

1. 注射刺激性较强或剂量较大的药物。

2. 不宜或不能作静脉注射,要求比皮下注射更迅速发生疗效者。

【实训时间】

45min

【实训方式】

教师示教讲解→学生操作练习→学生回示范→实验室开放,学生练习→操作考核

【实训准备】

1. **护理人员自身准备**　衣帽整洁、戴口罩、洗手。

2. **小儿或家长准备**　了解肌内注射的目的、配合要点,暴露注射部位。

3. **用物准备**　注射盘内另加2~5ml无菌注射器和6~7号针头、注射卡、药液。

4. **环境准备**　室内清洁,光线充足,温湿度适宜,必要时拉床帘。

【实训内容】

1. **肌内注射法的部位选择**　是临床上常用的注射技术。肌肉内含有丰富的毛细血管,药液注射后能迅速吸收入血而发生疗效。注射部位一般选择肌肉丰厚且远离神经和大血管处。常用的注射部位有臀大肌、臀中肌、臀小肌、上臂三角肌及股外侧肌等。2岁以下婴幼儿臀大肌发育不完善,肌内注射有损伤坐骨神经(为全身最粗大,行程最长的神经。坐骨神经一般经梨状肌下孔穿出至臀部,位于臀大肌中部深面,约在坐骨结节与肢骨大转子连线的中点处下降至股后部)的危险,最好选择臀中肌和臀小肌注射。

2. **肌内注射部位的定位**

(1) 臀大肌注射定位

1) 十字法。从一侧臀部从臀裂顶点向左或向右侧划水平线,从同侧髂嵴最高点作一垂直平分线,将一侧臀部分为4个象限,选择其外上象限并避开内角(因内角靠近臀下血管、神经及坐骨神经,故选注射点时应避开此区的内下角,可避免损伤血管、大神经,另进针时针尖勿向下倾斜),即为注射区,见图1-6-2-1。

2) 连线法。将髂前上棘至骶尾联结处作一连线,将此线分为三等分,其外上1/3为注射区,见图1-6-2-2。

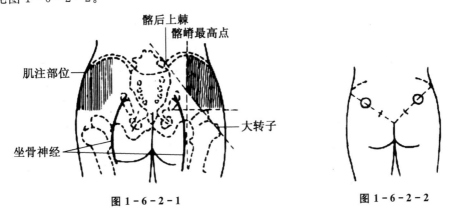

图1-6-2-1　　　　　　　　　　　图1-6-2-2

(2) 臀中肌、臀小肌注射定位

1) 以食指尖和中指尖分别置于髂前上棘和髂嵴下缘处,这样髂嵴、食指、中指便构成一个三角形,注射区在食指与中指间构成的角内,见图1-6-2-3。此处血管、神经较少,且脂

肪组织也较薄。

2) 以髂前上棘外侧三横指处(以患儿自体手指宽度为标准)。

(3) 股外侧肌注射定位:大腿中段外侧。此区大血管、神经干很少通过,且注射部位较广,适用于多次注射,尤其适用于 2 岁以下婴幼儿,见图 1-6-2-4。

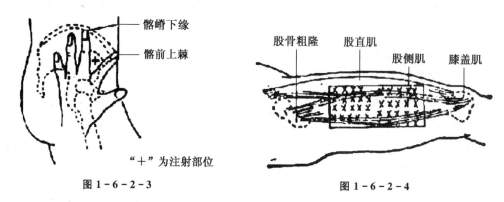

"+"为注射部位

图 1-6-2-3

图 1-6-2-4

(4) 上臂三角肌注射定位:上臂外侧,肩峰下 2~3 指处,此处皮肤较厚,肌肉较薄(三角肌不发达者不宜作肌内注射,以免刺至骨面,造成折针,必要时可提捏起三角肌斜刺进针),只能小剂量注射。

三角肌九区划分法:如图 1-6-2-5 所示。把三角肌的长度和宽度中线都均分为三等分,使三角肌成为九个区域。斜线所示区因肌肉较厚,没有大血管及神经通过,为注射的绝对安全区;密点所示区有腋神经的分支通过,但分支较细,加之肌肉较厚,为注射的相对安全区;空白所示区肌肉较薄,不宜作注射部位;网状交叉线所示区因有桡神经通过,为注射的危险区。

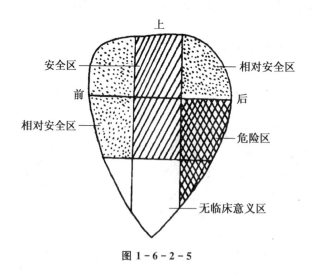

图 1-6-2-5

3. 操作方法

(1) 进行严格的三查七对。

(2) 和患儿及家长进行沟通,解释肌内注射的目的及注意事项,态度热情大方。

(3) 为使臀部肌肉松弛,易于进针,可协助患儿取以下各种体位:侧卧位(上腿伸直,下腿稍弯曲);俯卧位(足尖相对,足跟分开);坐位(坐位椅要稍高,便于操作);仰卧位(用于危重及不能翻身的患儿)。

(4) 选好合适的注射部位(定位要准确,避免损伤神经与血管),常规消毒局部皮肤,待干。

(5) 二次核对,排尽空气。

(6) 左手拇指、食指绷紧局部皮肤,右手呈握笔姿势持注射器,中指固定针栓,使针头与皮肤呈 $90°$,见图 $1-6-2-6$。迅速刺入针梗的 $1/2\sim2/3$,松开左手,抽动活塞,检查有无回血,如无回血,缓慢推药。

(7) 用干棉签轻压穿刺点,快速拔针后按压至不出血为止。

(8) 分开针头与注射器,将针头放入锐器盒,注射器放入医用垃圾桶。

(9) 再次核对后协助患儿取舒适卧位,整理用物。

(10) 洗手并记录。

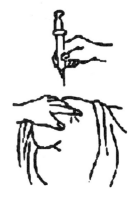

图 $1-6-2-6$

【流程图】

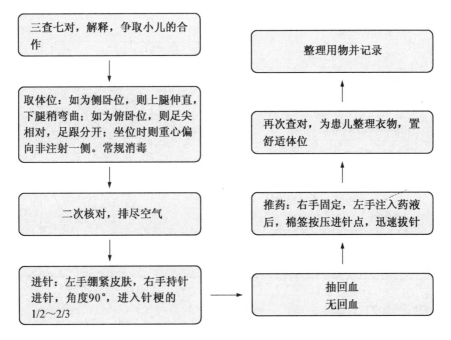

【注意事项】

1. 严格执行三查七对制度和无菌操作原则。

2. 勿将针梗全部刺入以防从根部衔接处折断。如注射过程中发生针头折断,应保持患儿维持卧位不动,固定局部组织,尽快用无菌血管钳将断端夹出;如断端全部埋入肌内,立即请外科医生处理。

3. 交替使用注射部位。长期进行肌内注射的患儿,应有计划地轮流使用注射部位,以避免或减少硬结的发生,如已经出现硬结,可采用热敷、理疗等方法处理。

4. 同时注射两种药物时,须注意配伍禁忌。

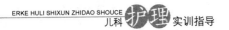

【思考题】

1. 臀中肌、臀小肌注射如何定位?

2. 何为三角肌九区划分法?

【操作考核评分标准】

肌内注射法

班级_____　　　姓名_____　　　学号_____　　　得分_____

项　目	操作要求	分值	评分等级及分值				实际得分
			A	B	C	D	
仪　表	工作衣、帽、鞋穿戴整齐,戴好口罩,修剪指甲	5	5	4	3	2～0	
操作前准备	准备用物,放置合理	10	10	7	4	3～0	
操作过程	三查七对,和患儿及家长做好解释,争取合作	10	10	7	4	3～0	
	患儿体位正确	5	5	4	3	2～0	
	注射部位正确	10	8	6	4	2～0	
	消毒方法、范围正确	10	8	6	4	2～0	
	排气方法正确,不浪费药液	5	5	4	3	2～0	
	进针角度、深度适宜	10	8	6	4	2～0	
	抽回血、推药液速度适宜	10	8	6	4	2～0	
	拔针、按压方法正确,嘱咐注意事项	5	5	4	3	2～0	
操作熟练程度	动作稳重、轻巧,有条不紊	10	8	6	4	2～0	
护患沟通	操作过程中能与患儿及家长良好沟通,取得合作	5	5	4	3	2～0	
操作后	整理用物,放置合理	5	5	4	3	2～0	
总　计		100					

三、知识能力测试

1. 药物试验时,皮内注射选择前臂掌侧下段是因为该处　　　　　　　　　　(　　)

　　A. 皮肤薄、色浅　　　　　　　B. 无大血管

　　C. 离大神经远　　　　　　　　D. 操作较便

　　E. 组织疏松

2. 上臂肌内注射的部位在　　　　　　　　　　　　　　　　　　　　　　　(　　)

　　A. 上臂三角肌下缘

　　B. 肘关节以上均可

　　C. 上臂外侧肩峰下 2～3 横指处

    D. 肩峰下 2～3 横指的任何一侧均可

    E. 以上都对

3. 肌内注射错误的是 （　　）

    A. 正确选择注射部位　　　　　　B. 取合适的体位,使肌肉放松

    C. 常规消毒皮肤　　　　　　　　D. 注射刺激性强的药物,针头应全部刺入

    E. 为使臀部肌肉松弛,患儿取上腿伸直、下腿稍弯曲侧卧位

4. 关于皮下注射以下错误的是 （　　）

    A. 药液量少于 1ml,须用 1ml 注射器抽吸　　　B. 注射部位要常规消毒

    C. 持针时,右手食指固定针栓　　　　　　　　D. 针头与皮肤呈 20°刺入

    E. 针头与皮肤呈 30°刺入

5. 2 岁以下的小儿肌内注射易选择 （　　）

    A. 臀大肌　　　　　　　　B. 三角肌

    C. 臀中肌、臀小肌　　　　D. 股外侧肌

    E. 以上都对

6. 以下皮肤消毒剂是 （　　）

    A. 2.5％碘酊　　　　　　B. 0.1％新洁尔灭

    C. 90％酒精　　　　　　D. 0.5％碘酊

    E. 以上都错

7. 以下除哪项外均为合适的注射部位 （　　）

    A. 应避开神经血管处

    B. 切勿在有炎症、硬结、疮症及患皮肤病处进针

    C. 长期注射的,应经常更换注射部位

    D. 静脉注射时应由近心端到远心端选择

    E. 静脉注射时应由远心端到近心端选择

8. 皮内注射操作中正确的一项是 （　　）

    A. 药物试验时,取前臂掌侧下段

    B. 进针后抽回血

    C. 将药液注入真皮层

    D. 拔针后用棉签按压穿刺处扩张

    E. 左手绷紧注射部位皮肤,右手持注射器,保持针头斜面向下,与皮肤呈 20°刺入

      皮内

9. 肌内注射引起硬结的主要原因是 （　　）

    A. 同时注射多种药物　　　　B. 病人肥胖

    C. 针头细小、进针深度不够　　D. 未做到"两快一慢"

    E. 病人消瘦

10. 以下哪项不是皮内注射忌用碘酊消毒皮肤的原因 （　　）

    A. 因碘对皮肤有刺激性易引起假阳性反应

    B. 避免以后出现局部色素沉着

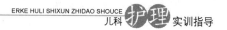
C. 避免脱碘不彻底影响局部反应的观察

D. 避免与碘过敏反应相混淆

E. 以上都是

11. 臀部肌内注射时定位,以下哪项除外均是错误的 ( )

A. 从臀裂顶点向左或右划一水平线上处

B. 以食指尖和中指尖分别置于髂前上棘和髂嵴下缘外,两指之间的三角形区域内

C. 髂前上棘与尾骨联线的外 1/4 处

D. 髂嵴最高点作一垂直线,在线的上 1/3 处

E. 髂前上棘外侧三横指处(以操作者手指宽度为标准)

项目七　儿科特殊仪器使用法

【项目所需时间】

6 学时。理论 2 学时,实训 4 学时。

【素质要求】

1. 护士服、鞋、帽整洁。

2. 举止端庄,具有和儿童、家长沟通的技巧。

3. 尊重儿童,语言柔和,态度和蔼。

4. 安全意识强。

一、保暖箱、辐射台使用法

【实训目的】

保暖箱使用的目的是为低体重儿及体温低下的新生儿提供温暖的环境,使其体温保持稳定。辐射台借助开放、温暖的操作台,适用于新生儿抢救。

【实训时间】

2 学时

【实训方式】

教师示教讲解→学生操作练习→学生回示范→实验室开放,学生练习→操作考核

【实训准备】

1. **环境准备**　室温调节在 23℃ 以上,以减少辐射热的损失。暖箱(或辐射台)不能放在阳光直射处。

2. **用物准备**　保暖箱(或辐射台)使用前做好清洁消毒工作,检查其性能是否完好,确保安全,如彩图 1-7-1-1、1-7-1-2。另需婴儿床垫、床单、清洁尿布、蒸馏水、体温计等。

3. **护理人员准备**　衣帽整洁,戴口罩、洗手。

【实训内容】

1. 复习保暖箱的温、湿度调节依据。

2. **暖箱的操作方法**

(1)铺保暖箱床垫、床单。

(2)打开注水槽,在保暖箱湿化器水槽中加蒸馏水至水位线以上,保持暖箱内相对湿度维持在 55%～65%。

(3)打开电源开关,预热暖箱至 28～32℃,其时间 2 小时左右。

（4）核对新生儿的床号、姓名，做好解释工作。评估患儿的孕周、出生体重、生命体征及一般情况，有无并发症等。

（5）根据早产儿的体重及出生日龄调节箱温（见表1-7-1-1）。若为新生儿硬肿症、体温低于33℃及受冷时间超过1小时者，则必须遵循逐渐复温原则。

（6）当保暖箱温度稳定后，患儿穿单衣，换清洁尿布，测量体温后放入暖箱内。

（7）新生儿入箱后一切护理操作应尽量通过袖孔或边门在箱内进行，必须出箱时做好保暖工作。

表1-7-1-1　不同出生体重早产儿保暖箱温度参考值

出生体重(g)	保暖箱温度			
	35℃	34℃	33℃	32℃
1000	10天内	10天后	3周后	5周后
1500	—	10天内	10天后	4周后
2000	—	2天内	2天后	3周后
2500	—	—	2天内	2天后

（8）定时测量体温，根据体温调节箱温，并作好记录。在体温升至正常之前应每小时监测体温1次，升至正常后可每4小时测1次，维持体温在36～37℃之间。

（9）每天固定时间更换水槽内水，以维持相对湿度。每天用消毒液擦拭保暖箱内外，并定期作细菌培养。

（10）新生儿达到出暖箱条件，将新生儿衣物事先预热，抱新生儿出暖箱，为其穿好衣服。记录新生儿各项指标，整理用物，保暖箱进行终末消毒。

3. 辐射台的操作方法　辐射台的温度、湿度设定依据及使用方法和步骤同保暖箱，但应其开放性的特点，可用于各种急、重症新生儿的抢救。见彩图1-7-1-3。

【流程图】

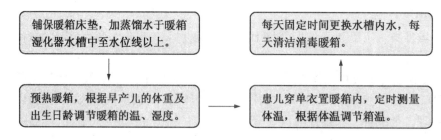

铺保暖箱床垫，加蒸馏水于暖箱湿化器水槽中至水位线以上。 → 预热暖箱，根据早产儿的体重及出生日龄调节暖箱的温、湿度。 → 患儿穿单衣置暖箱内，定时测量体温，根据体温调节箱温。 → 每天固定时间更换水槽内水，每天清洁消毒暖箱。

【注意事项】

1. 保暖箱（或辐射台）不宜放置在阳光直射、有对流风及取暖设备附近，以免影响箱内温度的控制。

2. 要掌握保暖箱（或辐射台）性能，严格执行操作规程，并要定期检查有无故障、失灵现象，一旦发现应立即拔出电源进行检修，保证绝对安全使用。

3. 应随时观察使用效果，保暖箱有超温报警、循环报警、皮肤传感器报警、偏差报警、断电报警等报警装置，如发现报警信号，应及时查找原因，妥善处理。

4. 保暖箱(或辐射台)的温度控制方式有箱控、肤控。若选择肤控状态,必需连接好皮肤温度传感器,并将传感器探头用脱敏胶布固定在新生儿脐部周围皮肤上。

5. 保暖箱除每天消毒外,每周应更换 1 台;机箱下面的空气净化垫应每月清洗 1 次;患儿出箱后应进行终末消毒处理。一般选择含氯消毒液进行消毒,常规消毒浓度为 250～500mg/L,终末消毒浓度为 500～1000mg/L,绿脓杆菌感染患儿使用过的暖箱消毒浓度提高至 1000～2000mg/L,并空置一周。

6. 出箱条件:新生儿体重≥2000g,体温正常;室温 24～27℃,暖箱不加热的条件下,新生儿能维持正常体温;新生儿在暖箱内生活 30 天以上,虽然体重<2000g,但体温正常,一般情况良好。

【思考题】

1. 使用保暖箱时,如何避免患儿发生感染?

2. 如果在保暖箱的使用过程中出现报警,你应该如何处理?

【操作考核评分标准】

保暖箱使用法

班级＿＿＿＿＿　　姓名＿＿＿＿＿　　学号＿＿＿＿＿　　　　得分＿＿＿＿＿

项 目	操作要求	分值	评分等级及分值				实际得分
			A	B	C	D	
仪　表	工作衣、帽、鞋穿戴整齐,戴口罩、洗手	5	5	4	3	2～0	
操作前准备	保暖箱的准备	5	5	4	3	2～0	
	环境准备	5	5	4	3	2～0	
	其他用物准备	5	5	4	3	2～0	
	评估患儿情况	10	10	8	6	4～0	
操作过程	铺保暖箱床垫	5	5	4	3	2～0	
	加水、预热保暖箱	10	10	8	6	4～0	
	保暖箱的温、湿度调节方法正确	10	10	8	6	4～0	
	患儿穿单衣,换清洁尿布	5	5	4	3	2～0	
	正确护理箱内患儿	10	10	8	6	4～0	
	对箱内患儿的体温监测方法正确	5	5	4	3	2～0	
	清洁保暖箱的方法正确	5	5	4	3	2～0	
	每天加水	5	5	4	3	2～0	
操作熟练程度	动作轻巧、稳当、有条不紊	10	10	8	6	4～0	
操作后	患儿出箱后的终末处理正确。用物处理恰当	5	5	4	3	2～0	
总　计		100					

二、蓝光箱使用法

【实训目的】

蓝光箱使用的目的是使新生儿血液中的未结合胆红素经光照后,氧化分解为水溶性异构体,随胆汁和尿液排出体外,从而降低胆红素的浓度,是新生儿高胆红素血症简单易行、疗效显著的辅助治疗方法。

【实训时间】

2 学时

【实训方式】

教师示教讲解→学生操作练习→学生回示范→实验室开放,学生练习→操作考核

【实训准备】

1. 环境准备　室温调节在 23℃ 以上,以减少辐射热的损失。

2. 用物准备　蓝光箱使用前做好清洁消毒工作、检查其性能(尤其是蓝光灯管)是否完好,确保安全,如彩图 1 - 7 - 2 - 1。另需清洁尿布、遮光眼罩、墨镜、蒸馏水、体温计等。

3. 护理人员准备　衣帽整洁,戴口罩、洗手,戴墨镜。

【实训内容】

1. 复习新生儿黄疸和光照疗法的相关知识。

2. 操作方法

(1)清洁蓝光箱,接通电源,检查灯管亮度及线路。

(2)核对新生儿的床号、姓名,核对医嘱,做好解释工作。评估新生儿诊断、日龄、体重、黄疸的范围和程度、胆红素的相关检查结果以及有无并发症等情况。

(3)打开注水槽,加蒸馏水于蓝光箱湿化器水槽中至水位线以上,保持箱内相对湿度在55%～65%。预热蓝光箱,使箱温达到新生儿的适中温度。

(4)脱去新生儿衣裤,体温稳定的新生儿可先沐浴以清洁皮肤。裸露新生儿全身皮肤,用尿布遮盖会阴、肛门部位,用黑色不透光眼罩遮盖眼睛,置入已预热的蓝光箱中。记录新生儿入箱时间。

(5)使新生儿皮肤均匀受光,若单面光疗,可每两小时更换一次体位,仰卧、侧卧、俯卧交替进行。

(6)每小时测量一次体温,根据情况调节箱温,使新生儿体温维持在 36～37℃ 之间。评估新生儿的精神状态、生命体征、大小便以及皮肤情况,必要时进行相应处理。

(7)光疗结束,切断电源,摘掉眼罩,观察皮肤情况,必要时再次沐浴,穿好事先预热的衣裤,抱回病床。

(8)记录新生儿各项指标及出箱时间。清洁、消毒蓝光箱,整理用物。

【流程图】

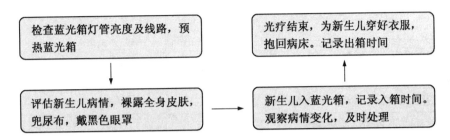

【注意事项】

1. 光疗指征。血清总胆红素＞205μmol/L(12mg/dl)；已诊断为新生儿溶血病,若生后血清胆红素＞85μmol/L(5mg/dl)便可光疗；超低出生体重儿的血清胆红素＞85μmol/L(5mg/dl),极低出生体重儿的血清胆红素＞103μmol/L(6mg/dl)可光疗。

2. 蓝光箱以单面光160W、双面光320W为宜,双面光优于单面光,上、下灯管距床面的距离分别为40cm和20cm。

3. 光照时,新生儿双眼用黑色不透光眼罩保护,以免损伤视网膜。

4. 新生儿采取俯卧时,需有专人监护。

5. 光疗时可出现发热、腹泻、皮疹,但多不严重,可继续光疗。蓝光可分解体内核黄素,故光疗时应补充核黄素。当血清结合胆红素＞68μmol/L(4mg/dl),光疗新生儿皮肤呈青铜色即青铜症,应立即停止光疗,青铜症可自行消失。此外,光疗时应适当补充水分和钙剂。

6. 蓝光灯管使用300小时其能量减少20％,900小时减少35％,2000小时减少45％,因此要记录蓝光灯管使用的时间,灯管使用1000小时后必须更换。

【思考题】

1. 蓝光箱使用的目的是什么?

2. 请描述蓝光箱使用的流程。

2. 光疗过程中可能会出现哪些并发症,如何处理?

【操作考核评分标准】

蓝光箱使用法

班级_____　　姓名_____　　学号_____　　得分_____

项　目	操作要求	分值	评分等级及分值				实际得分
			A	B	C	D	
仪　表	工作衣、帽、鞋穿戴整齐,戴口罩、洗手	5	5	4	3	2～0	
操作前准备	蓝光箱的准备	5	5	4	3	2～0	
	环境准备	3	3	2	1	0	
	其他用物准备	5	5	4	3	2～0	
	评估患儿情况	10	10	8	6	4～0	

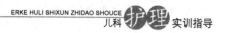
续 表

项 目	操作要求	分值	评分等级及分值				实际得分
			A	B	C	D	
操作过程	检查蓝光灯管亮度	5	5	4	3	2~0	
	加水、预热蓝光箱	10	10	8	6	4~0	
	裸露患儿皮肤,换清洁尿布	5	5	4	3	2~0	
	戴眼罩,遮盖部位严密、准确	10	10	8	6	4~0	
	入蓝光箱方法正确,记录入箱时间	5	5	4	3	2~0	
	对箱内患儿的体温监测方法正确	5	5	4	3	2~0	
	病情观察细致,并发症能正确处理	12	12	9	6	3~0	
	出蓝光箱方法正确,记录出箱时间	5	5	4	3	2~0	
操作熟练程度	动作轻巧、稳当、有条不紊	10	10	8	6	4~0	
操作后	患儿出箱后的终末处理正确。用物处理恰当	5	5	4	3	2~0	
总 计		100					

三、知识能力测试

1. 下列关于蓝光疗法护理的描述,哪项不妥 （ ）
   A. 用黑色眼罩遮盖患儿双眼
   B. 光疗时不显性失水增加,应增加补水量
   C. 光疗前扑爽身粉以保护患儿皮肤
   D. 上、下灯管距床面的距离分别为 40cm 和 20cm
   E. 光疗时应补充核黄素

2. 暖箱温度设定的依据是 （ ）
   A. 体重、胎龄　　B. 室温、体温　　C. 体重、日龄　　D. 湿度、体温　　E. 胎龄、日龄

3. 护理黄疸光疗的婴儿时,以下措施哪条不合适 （ ）
   A. 眼睛用不透光的眼罩　　　　　　　　　B. 光源与患儿的距离越近越好
   C. 观察体温,防止体温过高或过低　　　　D. 观察脱水情况,及时喂水
   E. 出现青铜症应立即停止光疗

4. 重度新生儿硬肿症复温不正确的方法是 （ ）
   A. 患儿置比体温高 1~2℃ 温箱中复温
   B. 每小时提高温箱 1℃
   C. 使箱温升至 36℃
   D. 要求重度患儿于 12~24 小时体温恢复正常
   E. 应遵循循序渐进的原则

5. 轻度新生儿硬肿症复温不正确的方法是 （ ）

A. 患儿置 30℃ 温箱中复温

B. 每小时提高温箱 1℃

C. 要求患儿于 6～12 小时体温恢复正常

D. 要求患儿于 12～24 小时体温恢复正常

E. 应遵循循序渐进的原则

6. 蓝光治疗新生儿高胆红素血症主要作用在于 （   ）

    A. 防止继续溶血   B. 降低血清结合胆红素

    C. 替代换血疗法   D. 降低血清未结合胆红素

    E. 置换致敏红细胞

7. 关于光疗指征的描述错误的是 （   ）

    A. 血清总胆红素＞205μmol/L(12mg/dl)

    B. 已诊断为新生儿溶血病,若生后血清胆红素＞85μmol/L(5mg/dl)

    C. 超低出生体重儿的血清胆红素＞103μmol/L(6mg/dl)

    D. 极低出生体重儿的血清胆红素＞103μmol/L(6mg/dl)

    E. 超低出生体重儿的血清胆红素＞85μmol/L(5mg/dl)

8. 蓝光灯管使用多少小时后必须更换 （   ）

    A. 300 小时   B. 500 小时   C. 900 小时   D. 1000 小时   E. 2000 小时

9. 关于暖箱的消毒,不正确的是 （   ）

    A. 保暖箱除每天消毒外,每周应更换 1 台

    B. 机箱下面的空气净化垫应每月清洗 1 次

    C. 患儿出箱后应进行终末消毒处理

    D. 一般选择含氯消毒液进行消毒

    E. 水槽里的水每周应更换 1 次

10. 关于暖箱的消毒,不正确的是 （   ）

    A. 一般选择含氯消毒液进行消毒

    B. 常规消毒浓度为 250～500mg/L

    C. 终末消毒浓度为 500～1000mg/L

    D. 绿脓杆菌感染患儿使用过的暖箱消毒浓度为 1000～1500mg/L,并空置一周

    E. 绿脓杆菌感染患儿使用过的暖箱消毒浓度为 1000～2000mg/L,并空置一周

第二部分
儿科护理综合技能练习

项目八　蛋白质—热能营养不良

【简要病史】

患儿,女,7个月,因消瘦5月余、拒食2天入院。出生体重2.6kg。生后无母乳,奶粉喂养,每月一包(500g左右/包),近3个月改米糊喂养。未加鱼肝油、钙片及其他辅食。体重5kg。精神委靡,消瘦,皮肤弹性差。前囟2cm×2cm,平坦。心肺听诊无异常。腹软,肝右肋下2.5cm,质软。四肢凉。

【护理诊断】

1. 营养失调,低于机体需要量　与能量、蛋白质等缺乏有关。

2. 有感染的危险　与免疫功能低下有关。

3. 潜在并发症　低血糖、干眼病、营养性缺铁性贫血。

4. 家长知识缺乏　与患儿家长缺乏合理喂养知识有关。

【护理技能】

1. 婴儿营养与喂养状况的评估,包括体格发育指标的测量、喂养情况询问。

2. 婴儿的膳食安排,辅食的制作。

3. 婴儿的皮肤护理。

4. 生命体征监测。

5. 家长的心理护理。

【护理计划】

护理诊断	护理目标	护理措施
营养失调,低于机体需要量/与能量、蛋白质等缺乏有关	患儿每日营养物质摄入充足,体重逐渐增加	▲ 准确评估患儿营养与喂养状况: ① 体重、身高、腹部皮下脂肪的测量(若体重5kg,身高63cm,腹部皮下脂肪0.3cm,请分度) ② 喂养史:喂养方式,人工喂养以何种乳品为主,如何配制,每日喂哺次数及量,何时断奶,何时添加辅食,品种及数量,食欲及大小便情况。 若有原发病,积极治疗。 ▲ 准确计算患儿所需热量及蛋白质,根据循序渐进的原则调整饮食,正确安排食物的量、种类、烹调方法及搭配 ▲ 遵医嘱给予促进消化的药物 ▲ 每日检查患儿皮下脂肪及皮肤弹性,每周称体重 ▲ 运用生长发育监测图,定期评估营养状况

护理诊断	护理目标	护理措施
有感染的危险/与免疫功能低下有关	患儿不发生感染	▲ 室内空气新鲜、清洁,每天紫外线消毒 ▲ 做好保护性隔离 ▲ 加强皮肤黏膜的护理,尤其注意口腔、眼部、臀部等部位的护理 ▲ 注意饮食卫生,餐具消毒 ▲ 密切观察病情,监测体温变化
潜在并发症/低血糖、干眼病、营养性缺铁性贫血	患儿不发生低血糖等并发症	▲ 密切观察病情,发现异常情况及时报告医生 ▲ 加强晨间巡视,必要时夜间增加哺乳次数或加喂糖水,预防低血糖 ▲ 补充维生素 A,加强眼部护理,预防干眼病 ▲ 增加铁元素的摄入,预防缺铁性贫血
家长知识缺乏/与患儿家长缺乏合理喂养知识有关	家长掌握小儿营养与喂养的知识并能正确运用	▲ 对家长进行小儿营养与喂养知识及营养状况评估的宣教 ▲ 协助家长制订饮食方案 ▲ 指导家长制作辅食 ▲ 教会家长观察病情,预防并发症

【思考题】

1. 若患儿晨起表现为面色苍白、体温不升、脉缓、冷汗、神志不清、呼吸暂停,应考虑出现何种并发症? 如何处理?

2. 如何绘制生长发育监测图? 出现何种图形提示生长发育偏离? 此时应采取何种干预措施?

【健康教育】

1. 合理喂养知识。

2. 合理安排生活作息制度。

3. 防治各种原发病。

4. 推广应用生长发育监测图。

【评价标准】

蛋白质—热能营养不良护理

班级_____   姓名_____   学号_____   得分_____

项目	内容		分值	评分等级及分值				实际得分
				A	B	C	D	
接诊	接诊及时,态度热情		5	5	4	3	2～0	
护理评估	体格测量方法正确,能根据测量结果正确评定患儿营养状况	体重	10	10	8	6	4～0	
		身高	5	5	4	3	2～0	
		腹部皮下脂肪	10	10	8	6	4～0	
	喂养史询问全面、扼要		5	5	4	3	2～0	

续　表

项目	内容		分值	评分等级及分值				实际得分
				A	B	C	D	
护理诊断	能发现存在的护理问题		7	7	5	3	1~0	
	能预测潜在的护理问题		3	3	2	1	0	
护理措施	护理操作前,能与家长、患儿沟通、解释		3	3	2	1	0	
	制订合理的饮食调整方案	准确计算所需热量及蛋白质的量	10	10	8	6	4~0	
		合理安排食物的种类、量	5	5	4	3	2~0	
		选择合适的烹调方法	5	5	4	3	2~0	
	预防感染措施得当		5	5	4	3	2~0	
	能积极采取措施,预防并发症的发生		3	3	2	1	0	
	能对家长、患儿的心理问题及时疏导		4	4	3	2	1	
病情演变	能及时发现患儿病情的变化,并采取恰当的处理措施		5	5	4	3	2~0	
健康教育	宣教内容贴切,操作指导规范解释耐心细致,能使用家长可以理解的语言		5	5	4	3	2~0	
质量控制	护理操作能全面兼顾病情,有条不紊注重给予家长、患儿人文关怀		10	10	8	6	4~0	
总分			100					

知识能力测试

1. 造成婴儿营养不良的主要原因是　　　　　　　　　　　　　　　　（　　）

    A. 腹泻　　　　B. 过敏性肠炎　　C. 糖尿病　　　D. 喂养不当

    E. 麻疹的恢复期

2. 营养不良最早出现的症状是　　　　　　　　　　　　　　　　　　（　　）

    A. 体重减轻　　B. 身材矮小　　C. 体重不增　　D. 皮下脂肪减少

    E. 消瘦

3. 营养不良患儿皮下脂肪最先消失的部位是　　　　　　　　　　　　（　　）

    A. 躯干　　　　B. 臀部　　　　C. 腹部　　　　D. 面部　　　　E. 四肢

4. 营养不良患儿皮下脂肪最后消失的部位是　　　　　　　　　　　　（　　）

    A. 躯干　　　　B. 臀部　　　　C. 腹部　　　　D. 面部　　　　E. 四肢

5. 中度营养不良是指　　　　　　　　　　　　　　　　　　　　　　（　　）

    A. 体重低于正常均值 $15\%\sim25\%$,腹部皮下脂肪厚度 $0.8\sim1.0\mathrm{cm}$

    B. 体重低于正常均值 $15\%\sim25\%$,腹部皮下脂肪厚度 $0.4\sim0.8\mathrm{cm}$

    C. 体重低于正常均值 $25\%\sim40\%$,腹部皮下脂肪厚度 $0.4\sim0.8\mathrm{cm}$

    D. 体重低于正常均值 $25\%\sim40\%$,腹部皮下脂肪厚度 $<0.4\mathrm{cm}$

E. 体重低于正常均值＞40％,腹部皮下脂肪消失

6. 营养不良的并发症有　　　　　　　　　　　　　　　　　　　　　　（　　）

    A. 缺铁性贫血　　　　　　　　　　B. 维生素 A 缺乏

    C. 感染　　　　　　　　　　　　　D. 自发性低血糖

    E. 以上都是

7. 营养不良最危及生命的并发症是　　　　　　　　　　　　　　　　　（　　）

    A. 各种感染　　　B. 维生素缺乏　　C. 低钾血症　　　D. 自发性低血糖

    E. 维生素 D 缺乏

8. 关于营养不良患儿饮食调整的措施,以下错误的是　　　　　　　　　（　　）

    A. 饮食调整的原则是循序渐进,逐步补充

    B. 轻度营养不良的患儿能量每日从 60～80kcal/kg 开始

    C. 重度营养不良的患儿能量每日从 40～60kcal/kg 开始

    D. 重度营养不良的患儿蛋白质每日从 2g/kg 开始

    E. 同时应静脉滴注葡萄糖、氨基酸、脂肪乳剂等

9. 关于营养不良患儿的护理措施,错误的是　　　　　　　　　　　　　（　　）

    A. 饮食调整的原则是循序渐进,逐步补充

    B. 每周测体重 1 次,便于判断治疗效果,及时调整饮食

    C. 严格无菌操作,防止交叉感染

    D. 夜间加喂糖水,加强晨间巡视

    E. 应用大剂量胰岛素,降低血糖,增加饥饿感,提高食欲

10. 以下营养不良的预防措施,错误的是　　　　　　　　　　　　　　　（　　）

    A. 选择母乳喂养,及时添加辅食

    B. 母乳不足,采用代授法进行混合喂养

    C. 纠正小儿挑食、偏食的不良饮食习惯

    D. 合理安排生活制度,保证充足的睡眠

    E. 进行生长发育监测

项目九　早产儿护理

【简要病史】

一早产儿,胎龄 35 周,出生 3 天,体重 2000g。呼吸 50 次/min,表浅,有呼吸暂停,口周有发绀。吸奶无力。体温 36℃,心率 135 次/min,心前区有收缩期杂音。腹软。

【护理诊断】

1. 体温调节无效　与体温调节功能差,产热少散热多有关。

2. 不能维持自主呼吸　与呼吸中枢和呼吸器官发育不成熟有关。

3. 营养失调,低于机体需要量　与吸吮无力有关。

4. 有感染的危险　与免疫功能低下有关。

5. 家长知识缺乏　与患儿家长缺乏早产儿护理知识有关。

【护理技能】

1. 保温箱和远红外辐射床的使用。

2. 清理呼吸道和吸氧。

3. 早产儿的喂养。

4. 新生儿的皮肤护理(脐部护理)。

5. 生命体征监测。

6. 家长的心理护理。

【护理计划】

护理诊断	护理目标	护理措施
体温调节无效/与体温调节功能差,产热少散热多有关	早产儿的体温保持在正常范围	▲ 室温 24～26℃,湿度 55%～65% ▲ 置入暖箱,箱温 33℃,湿度 55%～65% ▲ 保证热量的供应 ▲ 护理人员的手要温暖,更换的衣物等事先预热 ▲ 若必须出暖箱进行护理操作,要置于远红外辐射床上进行 ▲ 每 4h 测量一次体温
不能维持自主呼吸/与呼吸中枢和呼吸器官发育不成熟有关	早产儿能维持有效的呼吸	▲ 平卧位,头偏向一侧 ▲ 及时清理呼吸道的分泌物,保持气道通畅 ▲ 早产儿若发生呼吸暂停,采用拍打足底、托背等方法,帮助患儿恢复自主呼吸 ▲ 给予间歇性低流量吸氧 ▲ 密切观察病情,注意评估缺氧症状是否改善,防止氧损伤

续　表

护理诊断	护理目标	护理措施
营养失调,低于机体需要量/与吸吮无力有关	早产儿获得充足营养,体重逐渐增加	▲ 最好母乳喂养,若无母乳选择适合早产儿的配方奶粉 ▲ 少量多次喂奶,减少每次的喂奶量,增加喂奶次数 ▲ 若吸吮能力差,用滴管或小勺喂奶 ▲ 防止溢乳 ▲ 观察患儿大小便情况 ▲ 监测体重以判定早产儿营养状况
有感染的危险/与免疫功能低下有关	早产儿不发生感染	▲ 室内空气新鲜、清洁,每天紫外线消毒 ▲ 做好保护性隔离 ▲ 加强皮肤黏膜的护理,尤其注意口腔、脐部、臀部等部位的护理 ▲ 注意饮食卫生,用具消毒 ▲ 密切观察病情,监测体温变化
家长知识缺乏/与患儿家长缺乏早产儿护理知识有关	家长掌握早产儿护理的知识并能正确运用	▲ 早产儿保暖措施的宣教 ▲ 早产儿呼吸道管理的宣教 ▲ 早产儿喂养知识的宣教 ▲ 早产儿皮肤护理的宣教(尤其脐部护理) ▲ 帮助家长,尤其是产妇克服焦虑、恐惧等心理问题,尽早建立和谐的亲子关系

【思考题】

1. 暖箱的温、湿度设定的条件是什么? 如何设定? 若是新生儿硬肿症,采用暖箱复温的原则和方法是什么?

2. 早产儿氧疗的并发症是什么? 如何预防?

【健康教育】

1. 早产儿护理知识(包括保暖、呼吸道管理、喂养、皮肤护理)。

2. 新生儿先天性甲状腺功能减低症、苯丙酮尿症、听力筛查知识。

3. 预防接种知识。

4. 婴儿抚触、被动操、游泳等促进小儿神经心理发育的措施。

【评价标准】

早产儿护理

班级＿＿＿＿＿　　姓名＿＿＿＿＿　　学号＿＿＿＿＿　　得分＿＿＿＿＿

项目	内容	分值	评分等级及分值				实际得分
			A	B	C	D	
接诊	接诊及时,态度热情	5	5	4	3	2～0	
护理评估	对患儿的体温、呼吸、营养状况能正确评估	5	5	4	3	2～0	

续 表

项目	内容		分值	评分等级及分值				实际得分
				A	B	C	D	
护理诊断	能发现存在的护理问题		7	7	5	3	1～0	
	能预测潜在的护理问题		3	3	2	1	0	
护理措施	护理操作前,能与家长、患儿沟通、解释		3	3	2	1	0	
	采取恰当的保暖措施	暖箱使用前准备工作充分	4	4	3	2	1	
		箱温、湿度设定合理	8	8	6	4	2～0	
		暖箱定期清洁消毒	4	4	3	2	1	
		监测体温	3	3	2	1	0	
	呼吸道管理措施得当	清理气道分泌物,气道通畅	3	3	2	1	0	
		刺激恢复自主呼吸	3	3	2	1	0	
		氧疗方法正确	8	8	6	4	2～0	
	营养合理	选择合适的喂养方式和方法	3	3	2	1	0	
		防止溢乳	3	3	2	1	0	
		营养状况监测	3	3	2	1	0	
	有效预防感染	提供清洁舒适环境	3	3	2	1	0	
		加强黏膜、皮肤护理	3	3	2	1	0	
		脐部护理	5	5	4	3	2～0	
	能对家长、患儿的心理问题及时辅导		4	4	3	2	1	
病情演变	能及时发现患儿病情的变化,并采取恰当的处理措施		5	5	4	3	2～0	
健康教育	宣教内容贴切,操作指导规范 解释耐心细致,能运用家长可以理解的语言		5	5	4	3	2～0	
质量控制	护理操作能全面兼顾病情,有条不紊 注重给予家长、患儿人文关怀		10	10	8	6	4～0	
总分			100					

知识能力测试

1. 新生儿,生后半小时,出生体重 2250g,皮肤毳毛多,头发细软、分条不清,乳腺无结节,足底光秃无纹理。此新生儿为 （ ）
   A. 早产儿　　　B. 过期产儿　　C. 正常足月儿　D. 低出生体重儿
   E. 早产儿、低出生体重儿
2. 早产儿病室适宜的温、湿度为 （ ）

A. 温度 20℃,相对湿度 55%～65%

B. 温度 24℃,相对湿度 55%～65%

C. 温度 24℃,相对湿度 40%～50%

D. 温度 30℃,相对湿度 40%～50%

E. 温度 30℃,相对湿度 55%～65%

3. 新生儿生理性体重下降,一般于生后何时恢复到出生体重　　　　　　　　（　　）

A. 1 天左右　　　B. 5 天左右　　　C. 10 天左右　　　D. 20 天左右

E. 30 天左右

4. 下列哪项不是新生儿特殊的生理状态　　　　　　　　　　　　　　　（　　）

A. 红臀　　　　B. 马牙　　　　C. 假月经　　　　D. 乳腺肿大

E. 生理性黄疸

5. 早产儿有呼吸暂停,主要是因为　　　　　　　　　　　　　　　　　（　　）

A. 膈肌位置高　　　　　　　　B. 肋间肌肌力弱

C. 肺泡数量相对少　　　　　　D. 肺泡表面活性物质少

E. 呼吸中枢相对不成熟

6. 新生儿体温调节功能差,体温的维持主要依靠　　　　　　　　　　　（　　）

A. 适宜的环境温度　　　　　　B. 足够的母乳吸入

C. 自发的肢体活动　　　　　　D. 肌肉的收缩产热

E. 棕色脂肪的产热作用

7. 中性温度是指　　　　　　　　　　　　　　　　　　　　　　　　（　　）

A. 肛温　　　　B. 腋温　　　　C. 皮温　　　　D. 体温

E. 环境温度

8. 关于早产儿的特点,正确的是　　　　　　　　　　　　　　　　　（　　）

A. 皮肤毳毛多　　　　　　　　B. 足底纹理多

C. 乳腺有结节　　　　　　　　D. 头发分条清楚

E. 指甲达到指尖

9. 早产儿生理性黄疸消退的时间是　　　　　　　　　　　　　　　　（　　）

A. 2～3 天　　　B. 4～5 天　　　C. 7～14 天　　　D. 2～3 周

E. 3～4 周

10. 关于新生儿体温调节的特点,正确的是　　　　　　　　　　　　　（　　）

A. 体温调节功能较好　　　　　B. 体表面积小,不易散热

C. 能量储备少,产热不足　　　　D. 皮下脂肪厚,保温作用好

E. 皮肤血管丰富,利于维持体温

11. 适于胎龄儿是指　　　　　　　　　　　　　　　　　　　　　　（　　）

A. 出生体重在同胎龄儿平均体重的第 10 百分位以下的新生儿

B. 出生体重在同胎龄儿平均体重的第 20 百分位以下的新生儿

C. 出生体重在同胎龄儿平均体重的第 50～60 百分位之间的新生儿

D. 出生体重在同胎龄儿平均体重的第 10～90 百分位之间的新生儿

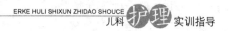
E. 出生体重在同胎龄儿平均体重的第 90 百分位以上的新生儿

12. 新生儿的呼吸频率和心率为　　　　　　　　　　　　　　　（　　）

 A. 30～40 次/min,110～130 次/min

 B. 40～45 次/min,120～140 次/min

 C. 30～40 次/min,120～140 次/min

 D. 25～30 次/min,100～120 次/min

 E. 16～20 次/min,60～100 次/min

项目十 新生儿黄疸(新生儿溶血症)

【简要病史】

患儿,男,20 小时。足月顺产,母亲 O 型血,患儿 B 型血。体温 36.8℃,体重 3200g。头颈部皮肤呈黄色,测血胆红素 137μmol/L(8mg/dl),间接胆红素为主。呼吸 40 次/min,心率 130 次/min,心肺听诊无异常。腹软。抗体释放试验阳性。

【护理诊断】

1. 潜在并发症 胆红素脑病。

2. 有体温改变的危险 与体温调节中枢功能不完善有关。

3. 有窒息的危险 与呕吐、溢乳有关。

4. 有感染的危险 与新生儿免疫功能差有关。

5. 家长知识缺乏 与患儿家长缺乏本病病因、并发症和预后等知识有关。

【护理技能】

1. 蓝光箱的使用。

2. 清理呼吸道和吸氧。

3. 新生儿的喂养。

4. 新生儿的皮肤护理(新生儿沐浴)。

5. 生命体征监测。

6. 头皮静脉穿刺。

7. 家长的心理护理。

【护理计划】

护理诊断	护理目标	护理措施
潜在并发症/胆红素脑病	患儿不发生胆红素脑病或发生时能及时发现	▲ 将患儿裸露于蓝光箱内进行光照疗法 ▲ 用不透光的眼罩和尿布分别覆盖患儿双眼和外生殖器 ▲ 遵医嘱完成白蛋白的输入 ▲ 遵医嘱完成苯巴比妥的喂入 ▲ 做好换血前的准备工作 ▲ 补充水分、核黄素 ▲ 严密观察病情,注意观察皮肤黄染的范围、程度和神经系统的症状,注意有无皮疹、腹泻和青铜症,监测胆红素值
有体温改变的危险/与体温调节中枢功能不完善有关	新生儿的体温保持在正常范围	▲ 室温 22～24℃,湿度 55%～65% ▲ 出蓝光箱后,应给予合适的衣服、包被保暖,并事先预热 ▲ 保证热量的供应 ▲ 监测体温

续　表

护理诊断	护理目标	护理措施
有窒息的危险/与呕吐、溢乳有关	新生儿的呼吸道通畅	▲ 平卧位,头偏向一侧 ▲ 经常检查呼吸道,及时清理呼吸道的分泌物 ▲ 防止溢乳 ▲ 密切观察病情
有感染的危险/与新生儿免疫功能差有关	新生儿不发生感染	▲ 室内空气新鲜、清洁,每天紫外线消毒 ▲ 加强皮肤黏膜的护理,尤其注意口腔、脐部、臀部等部位的护理 ▲ 注意饮食卫生,用具消毒 ▲ 密切观察病情,注意观察皮肤黄染的范围、程度,有无皮肤破损,有无皮疹等
家长知识缺乏	家长掌握本病的护理知识	▲ 本病病因、临床表现、并发症、预后及护理知识的宣教 ▲ 新生儿护理知识的宣教 ▲ 进行心理辅导,使家长焦虑减轻、恐惧消除

【思考题】

1. 光照疗法的原理是什么? 灯管与皮肤的距离应多少? 蓝光箱温、湿度如何设定? 光照疗法常见并发症及处理措施是什么?

2. 新生儿沐浴时室温及水温如何要求? 新生儿皮肤护理尤其应注意哪些部位? 脐部如何护理? 如何预防尿布皮炎?

【健康教育】

1. 本病的相关护理知识,若有后遗症应指导早期进行功能锻炼。

2. 新生儿护理知识(包括新生儿日常护理和促进新生儿神经心理发育的措施)。

3. 新生儿筛查知识。

4. 预防接种知识。

【评价标准】

新生儿黄疸护理

班级＿＿＿＿　　姓名＿＿＿＿　　学号＿＿＿＿　　得分＿＿＿＿

项目	内容	分值	A	B	C	D	实际得分
接诊	接诊及时,态度热情	5	5	4	3	2~0	
护理评估	对患儿的黄疸程度(皮肤黄染的范围、程度)、体温、呼吸等能正确评估	5	5	4	3	2~0	
护理诊断	能发现存在的护理问题	7	7	5	3	1~0	
	能预测潜在的护理问题	3	3	2	1	0	
护理措施	护理操作前,能与家长、患儿沟通、解释	3	3	2	1	0	

续　表

项目	内容		分值	评分等级及分值				实际得分
				A	B	C	D	
护理措施	积极采取措施，预防胆红素脑病	新生儿沐浴手法正确	10	10	8	6	4～0	
		蓝光箱灯管和温、湿度设定合理	5	5	4	3	2～0	
		保护眼部和外生殖器	3	3	2	1	0	
		头皮静脉穿刺成功，手法正确熟练	10	10	8	6	4～0	
		监测黄疸	3	3	2	1	0	
	采取恰当保暖措施，体温稳定		5	5	4	3	2～0	
	气道管理	清理气道分泌物，气道通畅	3	3	2	1	0	
		防止溢乳	3	3	2	1	0	
	有效预防感染	提供清洁舒适环境	3	3	2	1	0	
		加强黏膜、皮肤护理	3	3	2	1	0	
		脐部护理	5	5	4	3	2～0	
	能对家长、患儿的心理问题及时辅导		4	4	3	2	1	
病情演变	能及时发现患儿病情的变化，并采取恰当的处理措施		5	5	4	3	2～0	
健康教育	宣教内容贴切，操作指导规范解释耐心细致，能运用家长可以理解的语言		5	5	4	3	2～0	
质量控制	护理操作能全面兼顾病情，有条不紊注重给予家长、患儿人文关怀		10	10	8	6	4～0	
总分			100					

知识能力测试

1. 下列哪一点不是新生儿病理性黄疸的特点　　　　　　　　　　（　　）

　　A. 黄疸在生后 24 小时内出现　　　B. 黄疸退而复现或进行性加重

　　C. 黄疸持续时间超过 5 天　　　D. 血清胆红素＞221μmol/L(12.9mg/dl)

　　E. 血清结合胆红素＞34μmol/L(2mg/dl)

2. 下述母子血型关系中哪组最有可能发生新生儿溶血症　　　　　（　　）

　　A. 母 A 型，子 O 型　　　　　　B. 母 B 型，子 O 型

　　C. 母 AB 型，子 A 型　　　　　　D. 母 O 型，子 A 型

　　E. 母 AB 型，子 B 型

3. 新生儿高胆红素血症严重的并发症是　　　　　　　　　　　　（　　）

　　A. 感染　　　B. 败血症　　　C. 心力衰竭　　　D. 胆红素脑病

　　E. 急性肾功能不全

4. 光照疗法时,哪种光源效果最好 （　）
   A. 自然光源　　B. 日光灯　　　C. 蓝光或红光　D. 紫光或黄光
   E. 蓝光或绿光

5. 光疗时,上、下灯管距床面的距离分别为 （　）
   A. 40cm、20cm　B. 30cm、20cm　C. 20cm、30cm　D. 20cm、40cm
   E. 35cm、15cm

6. 足月儿生理性黄疸消退的时间是 （　）
   A. 2～3 天　　　B. 4～5 天　　　C. 7～14 天　　D. 2～3 周　　E. 3～4 周

7. 新生儿期接种哪些疫苗 （　）
   A. 百白破、麻疹　　　　　　B. 乙肝、脊髓灰质炎
   C. 乙脑、卡介苗　　　　　　D. 乙肝、麻疹
   E. 卡介苗、乙肝

8. 新生儿筛查的疾病是 （　）
   A. 先天性甲状腺功能低下、21 -三体综合征、苯丙酮尿症
   B. 先天性甲状腺功能低下、苯丙酮尿症、听力
   C. 先天性甲状腺功能低下、先天性巨结肠、苯丙酮尿症
   D. 先天性心脏病、21 -三体综合征、苯丙酮尿症
   E. 先天性甲状腺功能低下、21 -三体综合征、听力

9. 中性温度与哪两项密切相关 （　）
   A. 体重、胎龄　B. 室温、体温　C. 体重、日龄　D. 湿度、体温　E. 胎龄、日龄

10. 出生三天男婴,洗澡时被发现左乳腺有一鸽蛋大小的肿块,下列哪项处理是妥当的
   （　）
   A. 无需处理,继续观察　　　B. 积极使用抗生素
   C. 挑割肿块　　　　　　　　D. 轻轻挤压
   E. 手术治疗

项目十一 腹 泻

【简要病史】

患儿,男,9个月。腹泻 2 天,稀水便 7～8 次/d,呕吐 2 次,为胃内容物,食欲差。体温 38℃,呼吸 32 次/min,心率 120 次/min。烦躁,前囟、眼窝凹陷,四肢尚温,口唇干燥,皮肤弹性差。腹软无异。

【护理诊断】

1. 体液不足 与吐泻丢失量过多,摄入量不足有关。

2. 腹泻 与喂养不当、感染导致肠功能紊乱有关。

3. 体温过高 与感染有关。

4. 有皮肤黏膜完整性受损的危险 与腹泻时大便刺激臀部皮肤、尿布使用不当有关。

5. 家长知识缺乏 与患儿家长缺乏腹泻患儿饮食、脱水的预防、臀部护理等知识有关。

【护理技能】

1. 常用混合溶液、ORS 液的配制。

2. 腹泻患儿的饮食调整。

3. 发热的护理。

4. 尿布皮炎的预防与护理。

5. 生命体征监测。

6. 头皮静脉穿刺。

7. 家长的心理护理。

【护理计划】

护理诊断	护理目标	护理措施
体液不足/与吐泻丢失量过多,摄入量不足有关	24h 内纠正体液不足、电解质紊乱状态	▲ 根据病情评估患儿脱水程度、性质(中度等渗性脱水) ▲ 根据脱水情况,遵医嘱输液纠正脱水,控制总量,注意混合溶液的正确配制,调整合适的滴速 ▲ 监测生命体征,观察有无输液反应,监测尿量 ▲ 再次评估患儿的脱水情况 ▲ 根据脱水情况再次评估,调整输液方案 ▲ 严密观察病情,注意呕吐、腹泻的次数、量、性质
腹泻/与喂养不当、感染导致肠功能紊乱有关	腹泻次数减少至停止	▲ 了解腹泻的病因及程度,避免引起腹泻的因素 ▲ 遵医嘱使用控制感染的药物、肠黏膜保护剂等 ▲ 合理安排饮食:① 若呕吐严重,可暂禁食 4～6 小时;② 根据

续　表

护理诊断	护理目标	护理措施
腹泻/与喂养不当、感染导致肠功能紊乱有关	腹泻次数减少至停止	患儿原有饮食习惯,给予易消化的流质或半流质饮食,少量多餐,逐步过渡到正常饮食;③ 若为病毒性肠炎,停母乳,改去乳糖配方奶粉;④ 配制 ORS 液饮用。 ▲ 观察大便的次数、量和性状,做好动态比较
体温过高/与感染有关	体温恢复正常	▲ 严密监测体温变化,每 2h 测一次体温 ▲ 给予清淡易消化饮食,鼓励患儿多饮水 ▲ 控制室温、湿度,衣服、包被不可过厚过紧,出汗后及时擦干,更换衣物 ▲ 若体温超过 39℃,遵医嘱药物降温,头部冷湿敷或温水擦浴等物理降温
有皮肤黏膜完整性受损的危险/与腹泻时大便刺激臀部皮肤、尿布使用不当有关	新生儿不发生感染	▲ 选择合适的尿布 ▲ 每次大小便后用温水清洗臀部 ▲ 避免用碱性洗涤剂洗尿布,并消毒尿布 ▲ 臀部微红时应引起重视,若发生尿布皮炎,给予暴露或用红外线灯照射或涂鞣酸软膏
家长知识缺乏	家长能熟悉本病的护理知识,协助医护人员护理患儿	▲ 腹泻患儿饮食调整 ▲ ORS 液的配制 ▲ 脱水程度的评估 ▲ 尿布皮炎的预防与护理 ▲ 进行心理辅导,使家长焦虑减轻、恐惧消除

【思考题】

1. 2：3：1 混合溶液、4：3：2 混合溶液、2：1 混合溶液的张力、组成成分分别是什么? 各用于什么情况下补液?

2. 请配制 250ml 2：3：1 混合溶液,列出配方,请计算该患儿第一阶段补液的速度。

3. 低钾的临床表现有哪些? 补钾时应该注意什么?

【健康教育】

1. 合理喂养知识。

2. 饮食卫生,食具消毒方法。

3. 臀部护理,尿布皮炎的预防与护理。

4. 预防脱水的措施,ORS 液的配制方法和服用方法。

【评价标准】

腹泻护理

班级＿＿＿＿＿＿＿　　姓名＿＿＿＿＿＿＿　　学号＿＿＿＿＿＿＿　　　　得分＿＿＿＿＿＿＿

项目	内容	分值	评分等级及分值				实际得分
			A	B	C	D	
接诊	接诊及时,态度热情	5	5	4	3	2～0	

续　表

项目	内容		分值	评分等级及分值				实际得分
				A	B	C	D	
护理评估	对患儿的脱水程度和性质正确评估		8	8	6	4	2～0	
护理诊断	能发现存在的护理问题		7	7	5	3	1～0	
	能预测潜在的护理问题		3	3	2	1	0	
护理措施	护理操作前，能与家长、患儿沟通、解释		3	3	2	1	0	
	通过补液纠正患儿脱水状态	正确配制所需混合溶液	10	10	8	6	4～0	
		头皮静脉穿刺成功，手法正确熟练	5	5	4	3	2～0	
		调整合适的输液速度	5	5	4	3	2～0	
		监测尿量，观察吐、泻的量和性状	3	3	2	1	0	
	腹泻症状改善	合理安排饮食	3	3	2	1	0	
		正确配制 ORS 液	5	5	4	3	2～0	
	体温恢复正常	促进散热	3	3	2	1	0	
		退热措施正确	5	5	4	3	2～0	
		监测体温	3	3	2	1	0	
	臀部护理	预防尿布皮炎措施得当	3	3	2	1	0	
		能正确护理尿布皮炎	5	5	4	3	2～0	
	能对家长、患儿的心理问题及时辅导		4	4	3	2	1	
病情演变	能及时发现患儿病情的变化，并采取恰当的处理措施		5	5	4	3	2～0	
健康教育	宣教内容贴切，操作指导规范解释耐心细致，能运用家长可以理解的语言		5	5	4	3	2～0	
质量控制	护理操作能全面兼顾病情，有条不紊注重给予家长、患儿人文关怀		10	10	8	6	4～0	
总分			100					

知识能力测试

1. 婴儿腹泻重型与轻型最主要的区别是　　　　　　　　　　　　（　　）

　　A. 发热、呕吐　　　　　　　　　B. 每日大便超过 10 次

　　C. 有发热、中毒症状及水电解质紊乱及酸碱平衡失调

　　D. 大便镜检有白细胞　　　　　　E. 恶心、呕吐

2. 关于代谢性酸中毒的诊断，下列哪项是不符合的　　　　　　　（　　）

　　A. CO_2 结合力下降或 BE 负值增大

B. 精神委靡,口唇樱桃红色

C. 6 个月以下小儿呼吸深快不明显

D. 严重酸中毒可伴发低钙惊厥

E. 呼出烂苹果味气体

3. 引起秋冬季腹泻的最常见病原体为 （　）

    A. 大肠埃希菌   B. 轮状病毒

    C. 腺病毒   D. 痢疾杆菌

    E. 冠状病毒

4. 500ml 的液体中最多能加 10% 的氯化钾 （　）

    A. 10ml   B. 15ml   C. 20ml   D. 25ml   E. 30ml

5. 腹泻患儿经脱水纠正,病情好转,突然出现腹胀,心音低钝,可闻及早搏,膝反射消
    失,心电图 ST 段降低,T 波低平,出现 U 波,考虑可能合并 （　）

    A. 中毒性肠麻痹   B. 中毒性心肌炎

    C. 低钾血症   D. 低钠血症

    E. 低钙血症

6. 一小儿 2 岁,体重 10kg,前囟稍凹陷,口腔黏膜稍干燥,尿量略减少,末梢循环和皮肤
    弹性尚可,估计其脱水程度 （　）

    A. 轻度脱水   B. 中度脱水   C. 重度脱水   D. 重度脱水伴休克

    E. 无脱水

7. 诊断重度脱水的主要依据是 （　）

    A. 眼眶及前囟凹陷   B. 精神委靡、烦躁不安

    C. 出现休克症状   D. 哭时少泪及尿量减少

    E. 口渴

8. 患儿,男,3 个月,近 2 日发生腹泻,呈黄绿色稀便,内有奶瓣和泡沫,为防止该患儿发
    生脱水应选择 （　）

    A. 静脉补充 10% 葡萄糖溶液   B. 静脉补充林格氏试液

    C. 少量多次饮温开水   D. 少量多次喂服 ORS 液

    E. 口服生理盐水

9. 以下是 1/2 张液体的是 （　）

    A. 0.9% 氯化钠   B. 2∶1 液

    C. 2∶3∶1 液   D. 4∶3∶2

    E. 5% 碳酸氢钠溶液

10. 轻、中度脱水的急性腹泻病治疗原则中,以下哪项是错误的 （　）

    A. 纠正脱水   B. 如有感染,控制感染

    C. 用止泻药   D. 加强护理

    E. 饮食调整

11. 500ml 2∶3∶1 液的配制方案是 （　）

    A. 5% 或 10% 葡萄糖 500ml,10% 氯化钠 30ml,5% 碳酸氢钠 50ml

  B. 5％或 10％葡萄糖 500ml，10％氯化钠 15ml，5％碳酸氢钠 25ml

  C. 5％或 10％葡萄糖 500ml，10％氯化钠 20ml，5％碳酸氢钠 33ml

  D. 5％或 10％葡萄糖 500ml，10％氯化钠 20ml

  E. 5％或 10％葡萄糖 500ml，10％氯化钠 10ml

12. 婴幼儿轻度度脱水头 24 小时补液总量   （　　）

  A. 90～120ml/kg   B. 120～150ml/kg

  C. 50～100ml/kg   D. 100～120ml/kg

  E. 150～180ml/kg

13. 累积损失量的补液速度应控制在   （　　）

  A. 8～10ml/kg·h   B. 5ml/kg·h

  C. 6～8ml/kg·h   D. 3ml/kg·h

  E. 5～7ml/kg·h

项目十二 支气管肺炎

【简要病史】

患儿,男,7个月。发热、咳嗽3天。体温39℃,呼吸55次/min,心率160次/min。精神委靡,鼻翼扇动,口周发绀,轻度三凹征,呼吸音粗,两肺闻及中、细湿啰音,腹软,肝肋下2cm。胸片示两肺中下野小斑片状阴影。

【护理诊断】

1. 气体交换受损 与肺部炎症有关。

2. 清理呼吸道无效 与呼吸道分泌物过多,痰液黏稠,无力排痰有关。

3. 体温过高 与感染有关。

4. 潜在并发症 心力衰竭、中毒性脑病、中毒性肠麻痹、脓胸、脓气胸。

5. 焦虑或恐惧 与小儿不舒适、环境改变、不良刺激有关。

【护理技能】

1. 清理呼吸道(吸痰)。

2. 雾化吸入。

3. 氧疗。

4. 发热护理。

5. 生命体征监测。

6. 头皮静脉穿刺。

7. 家长的心理护理。

【护理计划】

护理诊断	护理目标	护理措施
气体交换受损/与肺部炎症有关	呼吸困难及缺氧症状逐渐改善、消失	▲ 室内保持安静,室温在18～20℃,湿度在50%～60% ▲ 半卧位以利于呼吸,清理气道,保持呼吸道通畅 ▲ 鼻导管给氧,0.5～1L/min ▲ 遵医嘱给予抗生素治疗,注意观察和预防药物的不良反应 ▲ 密切观察病情,评估缺氧状态是否改善
清理呼吸道无效/与呼吸道分泌物过多,痰液黏稠,无力排痰有关	呼吸道保持通畅	▲ 室温18～20℃,湿度50%～60% ▲ 摄入充足的水分 ▲ 湿化氧气 ▲ 翻身,拍背,松动痰液,以利于排出 ▲ 超声雾化吸入 ▲ 及时清理呼吸道分泌物,必要时吸痰

续　表

护理诊断	护理目标	护理措施
体温过高/与感染有关	体温恢复正常	▲ 严密监测体温变化,每2小时测一次体温 ▲ 给予清淡易消化饮食,鼓励患儿多饮水 ▲ 控制室温、湿度,衣服、包被不可过厚过紧,出汗后及时擦干,更换衣物 ▲ 若体温超过39℃,遵医嘱药物降温,头部冷湿敷或温水擦浴等物理降温
潜在并发症/心力衰竭、中毒性脑病、中毒性肠麻痹、脓胸及脓气胸	不发生心力衰竭等并发症	▲ 保持患儿安静,减少哭闹 ▲ 卧位,哺乳少量多餐,以利于呼吸 ▲ 吸氧 ▲ 严格控制输液的总量和速度,3～5ml/kg·h ▲ 严密观察病情,发现烦躁不安、呼吸困难加剧伴心率加速、肝短时间内迅速增大,应立即报告医生,并给予相应处理
焦虑或恐惧/与小儿不舒适、环境改变、不良刺激有关	患儿啼哭减少,适应环境,配合治疗与护理	▲ 保持环境安静舒适,排除使患儿不安的外界刺激 ▲ 了解患儿的个性和习惯 ▲ 主动接近、关心患儿,多抚摸、拥抱患儿 ▲ 协助家长生活护理

【思考题】

1. 超声雾化吸入的操作要点是什么?注意事项是什么?

2. 若发现患儿烦躁不安、呼吸困难加剧伴心率加速、肝短时间内迅速增大,应考虑出现何种并发症?如何处理?

【健康教育】

1. 预防呼吸道感染的措施。

2. 合理营养,合理安排生活作息制度。

3. 保持呼吸道通畅,加强呼吸运动锻炼,改善呼吸功能。

4. 进行体格锻炼,增强体质。

【评价标准】

支气管肺炎护理

班级 _____　　姓名 _____　　学号 _____　　　　得分 _____

项目	内容	分值	评分等级及分值				实际得分
			A	B	C	D	
接诊	接诊及时,态度热情	5	5	4	3	2～0	
护理评估	对患儿的呼吸状况正确评估	5	5	4	3	2～0	
护理诊断	能发现存在的护理问题	7	7	5	3	1～0	
	能预测潜在的护理问题	3	3	2	1	0	

续　表

项目	内容		分值	评分等级及分值				实际得分
				A	B	C	D	
护理措施	护理操作前,能与家长、患儿沟通、解释		3	3	2	1	0	
	呼吸道能保持通畅	环境舒适	3	3	2	1	0	
		拍背	3	3	2	1	0	
		超声雾化吸入	10	10	8	6	4～0	
		吸痰	8	8	6	4	2～0	
	呼吸困难改善	体位	3	3	2	1	0	
		吸氧	8	8	6	4	2～0	
	体温恢复正常	促进散热	3	3	2	1	0	
		退热措施正确	3	3	2	1	0	
		监测体温	3	3	2	1	0	
	预防心衰	保持患儿安静	3	3	2	1	0	
		严格控制输液的量和速度	3	3	2	1	0	
		严密监测病情	3	3	2	1	0	
	能对家长、患儿的心理问题及时辅导		4	4	3	2	1	
病情演变	能及时发现患儿病情的变化,并采取恰当的处理措施		5	5	4	3	2～0	
健康教育	宣教内容贴切,操作指导规范解释耐心细致,能运用家长可以理解的语言		5	5	4	3	2～0	
质量控制	护理操作能全面兼顾病情,有条不紊注重给予家长、患儿人文关怀		10	10	8	6	4～0	
总分			100					

知识能力测试

1. 支气管肺炎与支气管炎的区别以下列哪项为主　　　　　　　　　　（　　）

　　A. 发热　　　　　　　　　　B. 咳嗽频繁

　　C. 呼吸增快　　　　　　　　D. 固定细湿啰音

　　E. 咳痰

2. 重症肺炎的临床评估依据中不包括　　　　　　　　　　　　　　　（　　）

　　A. 中毒性脑病　　　　　　　B. 心力衰竭

　　C. 中毒性肠麻痹　　　　　　D. 高热

　　E. 消化道出血

3. 小儿最常见的肺炎是　　　　　　　　　　　　　　　　　　　　　（　　）

A. 大叶性肺炎　　　　　　　　B. 支气管肺炎

C. 间质性肺炎　　　　　　　　D. 毛细支气管炎

E. 吸入性肺炎

4. 关于婴儿(除新生儿)的呼吸和脉搏,错误的是　　　　　　　　　　　　(　　)

A. 呼吸 30～40 次/min　　　　B. 脉搏 120～140 次/min

C. 呈腹膈式呼吸　　　　　　　D. 呼吸:脉搏为 1:3～4

E. 呼吸频率快

5. 最易发生脓胸、脓气胸的肺炎是　　　　　　　　　　　　　　　　　　(　　)

A. 腺病毒肺炎　　　　　　　　B. 肺炎链球菌肺炎

C. 呼吸道合胞病毒肺炎　　　　D. 金黄色葡萄球菌肺炎

E. 支原体肺炎

6. 婴幼儿肺炎并发急性心力衰竭的临床表现,以下哪项不正确　　　　　　(　　)

A. 呼吸困难加重,安静时呼吸在 60 次/min 以上

B. 心率减慢,心律不齐　　　　C. 肝在短时间内迅速增大

D. 颈静脉怒张　　　　　　　　E. 下肢出现浮肿

7. 治疗支气管肺炎抗生素应持续用至　　　　　　　　　　　　　　　　(　　)

A. 体温正常后 2～3 天　　　　B. 体温正常后 3～4 天

C. 体温正常后 3～5 天　　　　D. 体温正常后 5～7 天

E. 体温正常后 7～10 天

8. 肺炎患儿宜采用的体位是　　　　　　　　　　　　　　　　　　　　(　　)

A. 平卧位　　　　　　　　　　B. 去枕仰卧位

C. 头部抬高 20～30cm,下肢抬高 10～20cm

D. 半卧位　　　　　　　　　　E. 胸膝卧位

9. 小儿肺炎时给氧的流量与浓度,以下哪项是对的　　　　　　　　　　(　　)

A. 1～2L/min,25%～30%　　　B. 2～4L/min,30%～50%

C. 4～6L/min,50%～60%　　　D. 6L/min 以上,60%～100%

E. 0.5～1L/min,20%～30%

10. 肺炎患儿输液过程中突然出现烦躁不安,呼吸困难,面色苍白,呼吸 60 次/min,脉搏 190 次/min,听诊双肺闻及大量的水泡音,心音低钝,律齐,可闻及奔马律,肝脏肋下 3cm,该小儿可能合并　　　　　　　　　　　　　　　　　　　　(　　)

A. 心肌炎　　　　　　　　　　B. 中毒性脑病

C. 心力衰竭　　　　　　　　　D. 胸腔积液

E. 脓胸

11. 患儿,女,11 个月。因发热、咳嗽 5 天入院。患儿于 5 天前出现发热,体温 38～39℃,伴单声咳嗽,今日咳嗽加剧,喉有痰声。发病以来吃奶少,大便稀黄,每天 3～4 次。体检:体温 39℃,呼吸 54 次/min,心率 140 次/min,口周略有发绀,鼻翼扇动,两肺闻及中、细湿啰音,心音可、律齐,腹软,肝肋下 1.5cm。神经系统无异常。该患儿的护理问题除外　　　　　　　　　　　　　　　　　　　　　　(　　)

A. 清理呼吸道无效   B. 气体交换受损

C. 体液过多   D. 体温过高

E. 潜在并发症：心力衰竭、中毒性脑病等

12. 以下关于保持肺炎患儿呼吸道通畅的措施不正确的是   （   ）

     A. 雾化吸入   B. 拍背

     C. 吸痰   D. 吸氧

     E. 祛痰药物

项目十三　先天性心脏病

【简要病史】

患儿,男,5 个月,5.5kg。3 天前因感冒、发热、呼吸困难就诊。患儿有活动后气急,哭闹多汗,无明显青紫,平时易感冒。查体:体温 38.8℃,呼吸 38 次/min,心率 145 次/min,血压93/60mmHg,精神反应差,无发绀,双肺呼吸音粗,两肺底闻及中小水泡音,心音有力,律齐,胸骨左缘第 3、4 肋间闻及收缩期杂音。腹软,肝肋下 1.5cm,脾未及。

【护理诊断】

1. 活动无耐力　与心功能不全有关。

2. 营养失调,低于机体需要量　与喂养困难有关。

3. 潜在并发症　支气管肺炎。

4. 潜在并发症　充血性心力衰竭。

【护理技能】

1. 活动耐受能力评估。

2. 生命体征测量。

3. 静脉穿刺。

4. 患儿及其家长的心理护理。

【护理计划】

护理诊断	护理目标	护理措施
活动无耐力/与心功能不全有关	患儿活动后无心悸、气促等表现	▲ 注意观察患儿有无面色苍白、精神恍惚、发绀、眩晕、胸闷、心悸等症状 ▲ 吃奶前后给予间歇吸氧 ▲ 斜抱位间歇喂乳 ▲ 尽量减少患儿哭闹 ▲ 重度患儿卧床休息,其余均应适度活动 ▲ 活动耐受程度的评估 活动前先测脉搏、呼吸;活动后即刻测量,患儿休息 3min 后再测量脉搏和呼吸,若呼吸恢复至活动前水平,脉率增快每分钟不超过 6 次,则说明活动适度;若患儿出现面色苍白、精神恍惚、发绀、眩晕、胸闷、心悸等症状,即刻停止活动并立即报告医生 ▲ 常用药物及护理 洋地黄:① 每次使用前应测脉搏,婴幼儿脉率低于 90 次/min 或脉率不齐应暂停用药并报告医生;② 按时按量服药,勿与其他

续 表

护理诊断	护理目标	护理措施
活动无耐力/与心功能不全有关	患儿活动后无心悸、气促等表现	药物同服;③ 常见毒性反应有恶心、呕吐、心动过缓、视力模糊、嗜睡、昏迷等;④ 避免与钙剂同时使用
营养失调,低于机体需要量/与喂养困难有关	患儿获得充足的营养,满足生长发育的需要	▲ 每次喂乳时间延长,耐心哺喂 ▲ 必要时滴管滴入或者鼻饲管喂养 ▲ 可适当使用添加各种维生素的配方奶粉进行喂养 ▲ 少量多餐
潜在并发症:支气管肺炎	患儿呼吸状况良好,炎症得到控制	▲ 给氧时注意氧气温湿化 ▲ 抬高头肩部,并经常更换患儿体位,以利于呼吸和促进分泌物排出 ▲ 及时清除患儿口鼻分泌物 ▲ 手掌呈空心状轻叩患儿背部,必要时体位引流 ▲ 遵医嘱给予雾化吸入
潜在并发症:充血性心力衰竭	患儿不发生充血性心力衰竭	▲ 根据病情进展,限制盐的摄入 ▲ 注意保持大便通畅 ▲ 严格控制输液速度和量 ▲ 尽量减少或搬动患儿,护理操作尽量集中完成 ▲ 密切观察病情,若出现面色苍白、烦躁不安、呼吸困难、端坐呼吸、吐泡沫样痰、浮肿、肝大等心力衰竭表现,立即置患儿于半卧位吸氧并报告医生

【思考题】

1. 护理心导管术后患儿需要注意哪些问题?

2. 此病例中患儿的 X 线检查结果可能显示心脏的变化是怎样的?

【健康教育】

1. 向患儿及家长宣传心脏外科手术的最新进展,增强治愈疾病的信心,积极配合治疗。

2. 指导家长合理安排患儿饮食,提供生长发育所需。

3. 指导家长评估患儿活动耐受程度,从而合理安排患儿的休息与活动。

4. 强调预防感染的重要性,加强护理。

【评价标准】

先天性心脏病患儿护理

班级 _____ 姓名 _____ 学号 _____ 得分 _____

项目	内容	分值	评分等级及分值				实际得分
			A	B	C	D	
接诊	接诊及时,态度热情	5	5	4	3	2～0	
护理评估	患儿母亲孕产史询问全面、扼要	5	5	4	3	2～0	
	能正确判断患儿生长发育状况	5	5	4	3	2～0	

项目	内容		分值	评分等级及分值				实际得分
				A	B	C	D	
护理评估	心脏听诊位置、方法、结果判断正确		7	7	5	3	2～0	
	了解家长的焦虑程度		5	5	4	3	2～0	
护理诊断	能发现存在的护理问题		7	7	5	3	2～0	
	能预测潜在的护理问题		3	3	2	1	0	
护理措施	护理操作前，能与家长、患儿沟通、解释		3	3	2	1	0	
	增强活动耐受	给氧方法、流量、时间合适	8	8	6	4	2～0	
		能正确指导患儿活动和休息	4	4	3	2	1～0	
		能对患儿活动耐受程度作正确评估	3	3	2	1	0	
	能及时发现严重并发症，并作出正确反应		7	7	5	3	2～0	
	合理用药	用药前注意观察患儿脉率	5	5	4	3	2～0	
		药物用量准确	5	5	4	3	2～0	
		及时发现不良反应，并处理得当	5	5	4	3	2～0	
	能对家长、患儿的心理问题及时辅导		5	5	4	3	2～0	
病情演变	及时发现患儿病情的变化，并采取恰当的处理措施		5	5	4	3	2～0	
健康教育	宣教内容贴切，操作指导规范 解释耐心细致，能运用家长可以理解的语言		5	5	4	3	2～0	
质量控制	护理操作能全面兼顾病情，有条不紊 注重给予家长、患儿人文关怀		10	10	8	6	4～0	
总分			100					

知识能力测试

1. 下列先天性心脏病属右向左分流型的是　　　　　　　　　　　　（　　）

　　A. 室间隔缺损　　　　　　　　　B. 右位心

　　C. 动脉导管未闭　　　　　　　　D. 法洛四联症

　　E. 房间隔缺损

2. 法洛四联症发生昏厥的原因是　　　　　　　　　　　　　　　　（　　）

　　A. 脱水　　　　B. 心力衰竭　　　C. 缺氧　　　　D. 感染　　　　E. 血栓形成

3. 有关小儿血压的描述，错误的是　　　　　　　　　　　　　　　（　　）

　　A. 年龄越小血压越低

　　B. 正常时舒张压为收缩压的 2/3

　　C. 收缩压＝(年龄×2)＋100mmHg

    D. 正常时下肢血压较上肢高 20mmHg

    E. 测血压时袖带宽度以上臂长度的 2/3 为宜

4. 决定法洛四联症病理生理改变和临床症状轻重的是 （ ）

    A. 主动脉骑跨   B. 肺动脉狭窄

    C. 室间隔缺损   D. 右心室肥大

    E. 以上均不是

5. 左向右分流型先天性心脏病最易继发 （ ）

    A. 充血性心力衰竭   B. 呼吸道感染

    C. 体格发育障碍   D. 脑血栓形成

    E. 亚急性细菌性心内膜炎

6. 易发生脑血栓的先天性心脏病是 （ ）

    A. 室间隔缺损   B. 房间隔缺损

    C. 动脉导管未闭   D. 法洛四联症

    E. 肺动脉狭窄

7. 胸骨左缘第二肋间可闻及粗糙响亮的连续性机器样杂音的先天性心脏病是 （ ）

    A. 室间隔缺损   B. 房间隔缺损

    C. 动脉导管未闭   D. 法洛四联症

    E. 肺动脉狭窄

8. 新生儿期小儿正常心率范围为 （ ）

    A. 110～130 次/min   B. 120～140 次/min

    C. 130～150 次/min   D. 90～110 次/min

    E. 60～100 次/min

9. 法洛四联症患儿脑缺氧发作时,应采取的体位是 （ ）

    A. 俯卧位   B. 平卧位

    C. 半坐卧位   D. 膝胸卧位

    E. 侧卧位

10. 心脏形成的关键时期在 （ ）

    A. 胚胎第 1～2 周   B. 胚胎第 2～8 周

    C. 胚胎第 8～10 周   D. 胚胎第 10～12 周

    E. 胚胎第 16～20 周

项目十四 肾病综合征

【简要病史】

患儿，男性，7 岁。患儿 1 周前出现眼睑浮肿，后全身浮肿，以双下肢、阴囊浮肿明显，有指压痕。3 天后出现肉眼血尿，伴少尿。无发热、咳嗽、腹泻、腰痛等症状。B 超检查示少量腹腔积液。

【护理诊断】

1. 体液过多　与水钠潴留有关。

2. 排尿异常　少尿、血尿。

3. 有皮肤完整性受损的危险　与水肿有关。

4. 有感染的危险　与免疫力降低有关。

5. 潜在并发症　低钾血症/与使用利尿药物有关。

【护理技能】

1. 皮肤水肿的护理。

2. 小儿尿液标本采集。

3. 生命体征测量。

4. 患儿及其家长的心理护理。

【护理计划】

护理诊断	护理目标	护理措施
体液过多/与水钠潴留有关	患儿水肿、腹腔积液消失，体重逐渐恢复正常	▲ 遵医嘱限制液体和钠盐摄入 ▲ 遵医嘱给予利尿剂，严格控制输液速度 ▲ 准确记录出入量 ▲ 定时、定秤测量体重 ▲ 每天同一时间测量腹围并记录 ▲ 尽量避免肌注，如必要应严格无菌操作，注射完毕按压针孔处至无渗液 ▲ 常用药物及注意事项 (1) 泼尼松：① 剂量必须逐渐减少至停药，否则易引发肾上腺素危象；② 主要副作用有库欣综合征，患儿会发生体形改变；③ 使用此药期间应遵医嘱及时补充维生素 D 和钙剂，以防手足抽搐 (2) 环磷酰胺：① 不应在就寝时间服用，夜间排尿间隔延长会增加患膀胱炎的概率；② 鼓励患儿多饮水，并应每周监测其血常规、肝、肾功能

续　表

护理诊断	护理目标	护理措施
体液过多/与水钠潴留有关	患儿水肿、腹腔积液消失,体重逐渐恢复正常	③ 副作用主要是胃肠道反应、出血性膀胱炎、骨髓抑制、脱发以及远期性腺损害 (3)利尿剂:使用前后注意观察尿量,同时注意有无电解质紊乱、低血容量休克或静脉血栓形成的危险
有皮肤完整性受损的危险/与水肿有关	患儿皮肤完整无破损	▲ 及时清洁皮肤,温水擦浴 ▲ 定时更换体位,一般每2h更换一次 ▲ 衣服宜宽松、柔软,棉制为佳 ▲ 阴囊袋托起阴囊,有条件者臀下垫气圈,并用1%依沙吖啶湿敷 ▲ 严密观察水肿情况并作记录 ▲ 保持床单位平整
有感染的危险/与免疫力降低有关	患儿住院期间未发生严重感染	▲ 观察有无各种感染征象出现 ▲ 各种操作中注意无菌操作 ▲ 操作前后均应洗手 ▲ 做好皮肤护理
潜在并发症:低钾血症/与使用利尿药物有关	患儿血钾维持在正常范围	▲ 遵医嘱正确使用利尿剂 ▲ 观察有无精神委靡、腹胀、肠鸣音减弱等低钾表现 ▲ 发现低钾应及时报告医生 ▲ 若需补钾,应注意正确补充

【思考题】

1. 肾病综合征的患儿容易发生感染的原因有哪些?

2. 如何鉴别急性肾小球肾炎和肾炎性肾病?

【健康宣教】

1. 指导家长保持患儿情绪平稳,积极配合治疗。

2. 向患儿及家属强调激素对本病的治疗至关重要,患儿及家长应主动配合,遵医嘱服药,切不可骤然停药。

3. 感染是本病最常见的并发症,应劝告避免患儿去人多的公共场所,预防感染。一旦发生感染,应及早有效治疗。

【评价标准】

肾病综合征护理

班级 _____　　姓名 _____　　学号 _____　　得分 _____

项目		内容	分值	评分等级及分值				实际得分
				A	B	C	D	
接诊		接诊及时,态度热情	5	5	4	3	2~0	
护理评估	水肿评估	能根据水肿部位判断水肿程度	5	5	4	3	2~0	
		正确判断水肿性质	5	5	4	3	2~0	

项目	内容		分值	评分等级及分值				实际得分
				A	B	C	D	
护理评估	水肿评估	测量腹围方法正确	5	5	4	3	2~0	
	正确评估和描述尿液的颜色、性状及量		5	5	4	3	2~0	
	询问病史时重点明确		5	5	4	3	2~0	
护理诊断	能发现存在的护理问题		7	7	5	3	2~0	
	能预测潜在的护理问题		3	3	2	1	0	
护理措施	护理操作前,能与家长、患儿沟通、解释		3	3	2	1	0	
	水肿的处理	限制饮食中蛋白和盐的量	5	5	4	3	2~0	
		操作中注意保护皮肤黏膜完整	5	5	4	3	2~0	
		严密观察水肿的进展	5	5	4	3	2~0	
	预防感染措施得当		5	5	4	3	2~0	
	合理用药	了解药物减量的过程,遵医嘱给药	5	5	4	3	2~0	
		能及时发现药物不良反应并进行处理	5	5	4	3	2~0	
		给予合理指导减少药物引起的损伤	5	5	4	3	2~0	
	针对小儿体形改变及脱发等情况给予患儿及家长及时、合理的解释和安慰		7	7	5	3	2~0	
病情演变	能及时发现患儿病情的变化,并采取恰当的处理措施		5	5	4	3	2~0	
健康教育	宣教内容贴切,操作指导规范 解释耐心细致,能运用家长可以理解的语言		5	5	4	3	2~0	
质量控制	护理操作能全面兼顾病情,有条不紊 注重给予家长、患儿人文关怀		5	5	4	3	2~0	
总分			100					

知识能力测试

1. 肾炎性肾病不同于单纯性肾病的是　　　　　　　　　　　　　　　（　　）

    A. 浮肿明显　　　　　　　　B. 大量蛋白尿

    C. 有血尿、高血压　　　　　D. 胆固醇增高

    E. 以上均不是

2. 关于少尿的判断标准,正确的是　　　　　　　　　　　　　　　　（　　）

    A. 学龄儿童<300ml/24h　　B. 学龄前儿童<300ml/24h

    C. 婴幼儿<300ml/24h　　　D. 新生儿<300ml/24h

    E. 每小时尿量<0.5ml/kg

3. 肾病综合征最常见的感染性并发症是 （ ）

    A. 泌尿系感染   B. 皮肤感染   C. 腹膜炎   D. 呼吸道感染   E. 口腔感染

4. 下列哪项是婴儿泌尿道感染最主要的途径 （ ）

    A. 血行感染   B. 淋巴感染

    C. 邻近组织蔓延   D. 上行感染

    E. 外伤感染

5. 治疗肾病综合征的首选药物是 （ ）

    A. 抗生素   B. 利尿剂

    C. 肾上腺皮质激素   D. 环磷酰胺

    E. 苯丁酸氮芥

6. 引起肾病综合征病理生理变化最主要的原因是 （ ）

    A. 低蛋白血症   B. 重度浮肿

    C. 大量蛋白尿   D. 高胆固醇血症

    E. 血尿

7. 有关肾病综合征的临床特点,以下哪项不一定出现 （ ）

    A. 高度浮肿   B. 尿蛋白＋＋＋～＋＋＋＋

    C. 血清胆固醇明显增加   D. 高血压

    E. 低蛋白血症

8. 以下哪项不是肾病综合征的并发症 （ ）

    A. 感染   B. 电解质紊乱

    C. 血栓形成   D. 高血压脑病

    E. 低血容量性休克

9. 下列肾病综合征患儿的护理措施中,哪项是错误的 （ ）

    A. 治疗后期饮食中应添加蛋白质含量高的食物

    B. 糖皮质激素治疗过程中会出现向心性肥胖

    C. 高度浮肿期间应限制水钠摄入量

    D. 急性期绝对卧床休息

    E. 浮肿严重的男婴应使用丁字带托起阴囊

10. 下列哪项不是免疫抑制剂常见的副作用 （ ）

    A. 出血性膀胱炎   B. 性腺功能损害

    C. 胃肠道反应   D. 脱发

    E. 库欣综合征

项目十五　缺铁性贫血

【简要病史】

患儿,10个月,不爱活动,食欲减退,皮肤黏膜逐渐苍白。生后无母乳,以奶粉喂养。体格检查:皮肤黏膜苍白,全身淋巴结轻度肿大,双肺呼吸音清,心率110次/min,心尖部闻及Ⅱ级收缩期杂音,肝肋下3cm,脾肋下7cm,血红蛋白55g/L,红细胞$1.9×10^{12}$/L,网织红细胞12%,白细胞$10×10^9$/L,血小板$200×10^9$/L。血涂片见红细胞大小不等,小者为多,中央淡染区扩大。

【护理诊断】

1. 活动无耐力　与贫血有关。

2. 营养失调,低于机体需要量　与喂养不当、生长发育快、铁吸收利用障碍等有关。

3. 有感染的危险　与机体的免疫功能下降有关。

4. 潜在并发症　心力衰竭。

5. 潜在并发症:出血　与血小板减少有关。

【护理技能】

1. 肌肉注射。

2. 生命体征监测。

3. 患儿及其家长的心理护理。

【护理计划】

护理诊断	护理目标	护理措施
活动无耐力/与贫血有关	患儿活动量增加无缺氧症状	▲ 提供舒适、安静的环境 ▲ 卧床休息,视血检情况调节活动量 ▲ 保持患儿心情愉快,防止哭吵 ▲ 严密观察贫血程度,一旦发现异常及时报告医生
营养失调,低于机体需要量/与缺铁有关	患儿血红蛋白逐渐恢复正常	▲ 饮食以高蛋白、高维生素、易消化为宜 ▲ 多补充富含铁且易吸收的食物,如动物血和肝脏、肉类、鱼类、豆制品等 ▲ 常用铁剂及用药注意事项 (1)硫酸亚铁:① 用量20～30mg/kg·d,分2～3次口服;② 两餐间服用,既减少对胃黏膜刺激,又能促进吸收;③ 服用时使用吸管,以免牙齿被染黑;④ 可与稀盐酸、维生素C同时服用,避免与茶、牛奶、咖啡同服;⑤ 应告诉家长服用铁剂期间大便颜色会变黑,消除其紧张心理

续　表

护理诊断	护理目标	护理措施
营养失调,低于机体需要量/与缺铁有关	患儿血红蛋白逐渐恢复正常	(2) 右旋糖酐铁:① 不同年龄小儿注射剂量不同,遵医嘱给量,防止过量造成铁中毒;② 深部肌肉注射,每次应更换注射部位;③ 本药容易出现不良反应,使用期间应注意有无胸闷、脉搏增快等严重反应,如有应即刻停药进行抢救
有感染的危险	患儿住院期间不发生感染	▲ 与感染患儿隔离,每日紫外线消毒病房,限制探视 ▲ 保持口腔卫生,勤漱口 ▲ 保持床单清洁整齐,定时翻身
潜在并发症:心力衰竭	患儿未发生心力衰竭	▲ 密切观察患儿面色、心率 ▲ 保持病室安静,防止哭吵
潜在并发症:出血/与血小板减少有关	患儿病情稳定,未发生出血	▲ 观察有无出血的前期症状,一旦出血,注意观察和记录出血的量及出血部位,及时报告医生 ▲ 牛奶需加热煮沸,防止过敏引起肠道出血

【思考题】

1. 若铁剂治疗对此患儿有效,应持续用药至何时再停药?

2. 缺铁性贫血发生的原因主要有哪些?如何预防?

【健康宣教】

1. 向家属讲解本病病因,指导其如何在饮食中给患儿补充铁元素。

2. 遵医嘱服用铁剂,向家长及小儿讲解补充铁剂的注意事项。

3. 本病好转后应注重小儿膳食安排,培养良好饮食习惯。

【评价标准】

缺铁性贫血护理

班级_____　　　姓名_____　　　学号_____　　　得分_____

项目	内容		分值	评分等级及分值				实际得分
				A	B	C	D	
接诊	接诊及时,态度热情		5	5	4	3	2~0	
护理评估	患儿母亲孕产史询问全面、扼要		3	3	2	1	0	
	患儿喂养史询问全面、扼要		5	5	4	3	2~0	
	身体状况评估系统、有重点		7	7	5	3	2~0	
护理诊断	能发现存在的护理问题		7	7	5	3	2~0	
	能预测潜在的护理问题		3	3	2	1	0	
护理措施	护理操作前,能与家长、患儿沟通、解释		3	3	2	1	0	
	合理安排饮食	指导家长添加含蛋白和铁丰富食物	8	8	6	4	2~0	
		指导家长合理的烹调方法	3	3	2	1	0	

续　表

项目	内容		分值	评分等级及分值				实际得分
				A	B	C	D	
护理措施	预防感染措施得当、有效		8	8	6	4	2~0	
	合理用药	药物用量准确,给药途径和时间合理	5	5	4	3	2~0	
		及时发现药物不良反应,并处理得当	5	5	4	3	2~0	
		能根据相关检查数据判断药物疗效	5	5	4	3	2~0	
		提醒家长用药期间饮食注意事项	5	5	4	3	2~0	
	能对家长、患儿的心理问题及时辅导		3	3	2	1	0	
病情演变	及时发现患儿病情的变化,并采取恰当的处理措施		5	5	4	3	2~0	
健康教育	宣教内容贴切,操作指导规范 解释耐心细致,能运用家长可以理解的语言		5	5	4	3	2~0	
质量控制	患儿血红蛋白数逐渐升高		7	7	5	3	2~0	
	患儿缺铁因素祛除、食物搭配合理		5	5	4	3	2~0	
	家长能说出病因,能纠正不良喂养方法		3	3	2	1	0	
总分			100					

知识能力测试

1. 小儿末梢血白细胞分类,中性粒细胞和淋巴细胞的比例发生两个交叉的年龄是（　　）

　　A. 4~6 天和 4~6 岁　　　　　　　B. 4~6 天和 4~6 月

　　C. 4~6 周和 4~6 月　　　　　　　D. 4~6 周和 4~6 岁

　　E. 4~6 月和 4~6 岁

2. 小儿营养性缺铁性贫血最主要的病因是　　　　　　　　　　　　　　（　　）

　　A. 生长发育快　　　　　　　　　B. 铁吸收障碍

　　C. 铁丢失过多　　　　　　　　　D. 先天储铁不足

　　E. 铁摄入量不足

3. 生理性贫血最明显的时间为　　　　　　　　　　　　　　　　　　　（　　）

　　A. 生后 1 个月以内　　　　　　　B. 生后 2~3 个月

　　C. 生后 4~5 个月　　　　　　　　D. 生后 6 个月

　　E. 生后 8 个月

4. 患儿面色蜡黄,手有震颤,血常规:血红细胞 $3.1 \times 10^{12}/L$,血红蛋白 78g/L,血片中以大红细胞为多,红细胞形态大小不等。应首先考虑为（　　）

　　A. 营养性缺铁性贫血　　　　　　B. 生理性贫血

　　C. 溶血性贫血　　　　　　　　　D. 营养性巨幼红细胞性贫血

　　E. 营养性混合性贫血

5. 治疗贫血时,下列哪些可与铁剂同时服用 （　　）

    A. 牛乳　　　　　B. 茶水　　　　　C. 咖啡　　　　　D. 钙剂　　　　　E. 维生素 C

6. 一小儿血红细胞 $2.5 \times 10^{12}/L$,血红蛋白 70g/L,该小儿可能是 （　　）

    A. 正常血象　　　　　　　　　B. 轻度贫血

    C. 中度贫血　　　　　　　　　D. 重度贫血

    E. 极重度贫血

7. 有关肾病综合征的临床特点,以下哪项不一定出现 （　　）

    A. 高度浮肿　　　　　　　　　B. 尿蛋白＋＋＋～＋＋＋＋

    C. 血清胆固醇明显增加　　　　D. 高血压

    E. 低蛋白血症

8. 口服铁剂治疗营养性缺铁性贫血时,哪项不妥 （　　）

    A. 需用吸管以防牙齿染黑　　　B. 同时给含铁丰富的食物

    C. 可以用稀牛奶送服　　　　　D. 可与维生素同服

    E. 告知家长服用过程中可出现黑便

9. 以下有关铁代谢的指标可敏感反映体内贮存铁情况的是 （　　）

    A. 血清铁蛋白　　　　　　　　B. 血清铁

    C. 血清总铁结合力　　　　　　D. 运铁蛋白饱和度

    E. 红细胞游离原卟啉

10. 服用铁剂的最佳时间是 （　　）

    A. 餐前　　　　　B. 餐后　　　　　C. 两餐之间　　　　D. 临睡前　　　　E. 早餐后

项目十六　化脓性脑膜炎

【简要病史】

患儿,男性,4个月。13天前无明显原因发热达39℃,伴轻咳,曾呕吐数次,吐出胃内容物,非喷射性,无惊厥。患儿精神尚可,近2天来精神委靡,二便正常,吃奶稍差。查体:体温38.7℃,心率145次/min,呼吸44次/min,血压80/65mmHg。神清,精神差,易激惹,前囟0.8cm×0.8cm,张力稍高,眼神欠灵活,巩膜无黄染,双瞳孔等大等圆,对光反射存在,颈项稍有抵抗。克氏征(+),巴氏征(-)。腰穿:滴速64次/min,微混浊。常规:白细胞总数1360×10⁶/L,生化:糖0.9mmol/L,蛋白1.3g/L,氯化物110mmol/L。

【护理诊断】

1. 体温过高　与颅内感染有关。

2. 潜在并发症　脑疝、硬膜下积液、脑积水等。

3. 营养失调,低于机体需要量　与摄入不足、消耗过多有关。

【护理技能】

1. 腰椎穿刺的配合。
2. 生命体征测量。
3. 静脉穿刺。
4. 患儿及其家长的心理护理。

【护理计划】

护理诊断	护理目标	护理措施
体温过高/与颅内感染有关	患儿体温维持在38℃以下	▲ 保持室内温度18～22℃,湿度50%～60% ▲ 保持室内空气流通 ▲ 注意监测体温q4h,观察热型及伴随症状 ▲ 遵医嘱采用物理降温,必要时药物降温,并记录 ▲ 保证充足的液体摄入,体温每升高1℃增加10ml/kg·d,鼓励患儿多饮水,必要时静脉补液 ▲ 常用药物及注意事项 青霉素:① 使用之前应做皮试,如发生过敏现象及时进行处理,并用其他药物代替;② 青霉素配制好以后应及时使用防止失效;③ 输液速度不宜过快,以免加重脑水肿
潜在并发症:脑疝/与脑膜炎致颅压增高有关	患儿无脑疝发生,表现为瞳孔等大等圆,生命体征平稳	▲ 保持环境安静,避免光线等外界刺激 ▲ 患儿置于头肩高位30° ▲ 遵医嘱使用降低颅内压药物

续　表

护理诊断	护理目标	护理措施
潜在并发症：脑疝/与脑膜炎致颅压增高有关	患儿无脑疝发生，表现为瞳孔等大等圆，生命体征平稳	▲ 持续鼻导管吸氧(流量 0.5～1L/min) ▲ 严密监测病情，观察患儿意识、瞳孔、心率、呼吸、血压和前囟情况，有异常及时报告医生
营养失调，低于机体需要量/与摄入不足、消耗过多有关	患儿营养供给能满足机体的需要	▲ 给予高热量、清淡、易消化的食物 ▲ 少量多餐，防止呕吐发生 ▲ 频繁呕吐不能进食者，必要时鼻饲
潜在并发症：硬膜下积液、脑积水等	患儿不发生并发症或出现并发症能得到有效控制	▲ 严密观察病情，注意各并发症早期表现 ▲ 准备好急救物品，例如脱水剂、利尿剂、吸引器及硬脑膜下穿刺包等 ▲ 如有异常表现，立即通知医生

【思考题】

1. 如果患儿在治疗中高热不退或者退而复升，前囟隆起、呕吐不止、频繁惊厥，可能是出现了哪种并发症？护士应准备哪些用物以备抢救之用？

2. 可引起 2 个月到 3 岁小儿的化脓性脑膜炎的细菌多有哪些？

【健康教育】

1. 加强疾病宣传，使家长了解化脓性脑膜炎早期一般表现为感冒症状，不应忽视。

2. 教会家长预防自身感染的保护措施。

3. 支持家长协助患儿的日常生活，指导其减轻焦虑。

4. 对留有神经系统后遗症的患儿，应进行长时间的功能训练，指导家长根据不同情况给予相应的护理。

【评价标准】

化脓性脑膜炎护理

班级＿＿＿＿＿＿　　姓名＿＿＿＿＿＿　　学号＿＿＿＿＿＿　　得分＿＿＿＿＿＿

项目		内容	分值	评分等级及分值				实际得分
				A	B	C	D	
接诊		接诊及时，态度热情	5	5	4	3	2～0	
护理评估	神经系统评估	神经系统评估方法正确	5	5	4	3	2～0	
		能正确描述评估的结果	5	5	4	3	2～0	
		评估过程有条理、有针对性	3	3	2	1	0	
	病史询问有针对性		3	3	2	1	0	
	了解家长的焦虑程度		4	4	3	2	1～0	
护理诊断	能发现存在的护理问题		7	7	5	3	2～0	
	能预测潜在的护理问题		3	3	2	1	0	

续　表

项目	内容		分值	评分等级及分值				实际得分
				A	B	C	D	
护理措施	护理操作前,能与家长、患儿沟通、解释		3	3	2	1	0	
	降低体温	体温测量方法正确,记录无误	5	5	4	3	2～0	
	降低体温	合理、正确运用各种降温方法	8	8	6	4	3～0	
		了解体温对并发症观察的意义	5	5	4	3	2～0	
	能合理运用各种方法满足小儿营养的需要		7	7	5	3	2～0	
	能积极采取措施,预防并发症的发生		10	10	8	6	4～0	
	能对家长、患儿的心理问题及时辅导		7	7	7	5	3	
病情演变	能及时发现患儿病情的变化,并采取恰当的处理措施		5	5	4	3	2～0	
健康教育	宣教内容贴切,操作指导规范 解释耐心细致,能运用家长可以理解的语言		5	5	4	3	2～0	
质量控制	护理操作能全面兼顾病情,有条不紊 注重给予家长、患儿人文关怀		10	10	8	6	4～0	
总分			100					

知识能力测试

1. 确诊化脓性脑膜炎的依据是　　　　　　　　　　　　　　　（　　）

　　A. 高热、头痛、呕吐　　　　　　　B. 反复惊厥

　　C. 前囟饱满　　　　　　　　　　　D. 脑脊液中找到病原

　　E. 脑脊液细胞数

2. 婴幼儿化脓性脑膜炎最常见的病原体是　　　　　　　　　　（　　）

　　A. 大肠杆菌　　　　　　　　　　　B. 肺炎链球菌

　　C. 金黄色葡萄球菌　　　　　　　　D. 溶血性链球菌

　　E. 轮状病毒

3. 不属于化脓性脑膜炎颅内压增高表现的是　　　　　　　　　（　　）

　　A. 喷射性呕吐　　　　　　　　　　B. 剧烈头痛

　　C. 血压增高　　　　　　　　　　　D. 前囟饱满

　　E. 电解质紊乱

4. 3岁小儿腰穿部位正确的是　　　　　　　　　　　　　　　（　　）

　　A. 2～3 腰椎间隙　　　　　　　　B. 4～5 腰椎间隙

　　C. 3～4 腰椎间隙　　　　　　　　D. 5～6 腰椎间隙

　　E. 1～2 腰椎间隙

5. 小儿惊厥最常见的类型是　　　　　　　　　　　　　　　（　　）

A. 颅内占位性病变所致惊厥　　　　B. 脑膜炎所致惊厥

C. 高热惊厥　　　　　　　　　　　D. 颅脑损伤所致惊厥

E. 低血钙所致惊厥

6. 2个月以下小儿化脓性脑膜炎最常见的病原体是　　　　　　　　（　　）

A. 水痘病毒　　B. 肺炎双球菌　　C. 金黄色葡萄球菌

D. 溶血性链球菌　　E. 轮状病毒

7. 可出现在化脓性脑膜炎小儿脑脊液检查结果中的是　　　　　　（　　）

A. 外观清亮　　　　　　　　　　　B. 糖含量正常

C. 淋巴细胞大量增多　　　　　　　D. 蛋白质明显增多

E. 氯化物含量正常

8. 化脓性脑膜炎最常见的并发症是　　　　　　　　　　　　　　（　　）

A. 脑积水　　　　　　　　　　　　B. 脑脓肿

C. 硬脑膜下积液　　　　　　　　　D. 偏瘫

E. 脑疝

9. 12岁男孩急诊，主诉高热、剧烈头痛、呕吐，最有可能疑为　　　（　　）

A. 病毒性感冒　　　　　　　　　　B. 急性化脓性扁桃体炎

C. 化脓性脑膜炎　　　　　　　　　D. 急性胃炎

E. 中毒性脑病

10. 化脓性脑膜炎治疗好转后又出现前囟门饱满、发热、惊厥，应首先考虑并发　（　　）

A. 脑脓肿　　　　　　　　　　　　B. 脑积水

C. 硬脑膜下腔积液　　　　　　　　D. 脑室管膜炎

E. 中毒性脑病

项目十七　　原发性肺结核

【简要病史】

患儿,女,6 岁,因低热伴食欲下降,盗汗 1 个月就诊。已接种过卡介苗。其祖父患浸润型肺结核,有接触史。体格检查:体重 17kg,体温 38℃,呼吸 24 次/min,全身浅表淋巴结肿大,成串。心肺无殊。实验室检查:PPD 试验 15mm×18mm。

【护理诊断】

1.体温过高　与结核感染有关。

2.营养失调,低于机体需要量　与纳差、疾病消耗增多有关。

3.低效性呼吸型态　与肺活量减少有关。

4.有感染的危险

5.潜在并发症　药物毒副反应。

【护理技能】

1.结核菌素试验。

2.穿、脱隔离衣。

3.患儿及其家长的心理护理。

【护理计划】

护理诊断	护理目标	护理措施
体温过高/与结核感染有关	患儿体温正常,活动耐力增加	▲ 监测生命体征,注意体温变化 ▲ 若出现高热,报告医生,遵医嘱及时给予适当处理 ▲ 常用药物及护理 (1) 异烟肼: ① 用量 10～20mg/kg·d,不超过 400mg/d;② 全日量空腹顿服;③ 每月应查一次肝功能;④ 可加用维生素 B_6,服用时间应分开;⑤ 主要毒副反应有周围神经炎(手足麻木、刺激、烧灼感)、精神症状、皮疹、肝损害 (2) 利福平: ① 用量 10～15mg/kg·d,不超过 450mg/d;② 睡前或清晨空腹顿服;③ 每月应查肝功能;④ 主要毒副反应有消化道反应、肝损害,部分可出现过敏性皮疹、药物热及白细胞和血小板下降 (3) 乙胺丁醇: ① 用量 15～20mg/kg·d,不超过 750mg/d;② 晨起顿服;③ 定期查视力、视野及辨色力;④ 主要毒副反应有球后视神经炎(视力减退、视野缺损及红绿色盲)、周围神经炎等

续　表

护理诊断	护理目标	护理措施
营养失调,低于机体需要量/与纳差、疾病消耗增多有关	患儿营养充足	▲ 给予高热量、高蛋白、高维生素、富含钙质食物 ▲ 注意食物色、香、味,促进食欲 ▲ 观察有无因使用抗结核药物引起的胃肠道反应及轻重程度
低效性呼吸型态/与肺活量减少有关	患儿呼吸平稳规则	▲ 休息时采取半卧位 ▲ 给氧 ▲ 限制活动量 ▲ 肺部听诊,注意有无异常呼吸音
有感染的危险	患儿住院期间未发生感染	▲ 遵医嘱积极治疗结核 ▲ 患儿呼吸道分泌物、餐具、痰杯等应严格消毒处理 ▲ 病室应与其他病种隔离 ▲ 若患儿接触痰液,指导其洗手 ▲ 护士在操作前后均应洗手 ▲ 对接触患儿者进行评估,及时防治潜在感染
潜在并发症/药物毒副反应	患儿因使用药物引起的毒副作用减到最低	▲ 严格遵医嘱给药 ▲ 观察用药后有无胃肠道反应、耳鸣耳聋、眩晕、视力减退或视野缺损、手足麻木、皮疹等,若有应及时报告医生 ▲ 定期复查患儿肝功能了解用药情况和疗效

【思考题】

1. 如何对活动性原发型肺结核患儿的呼吸道分泌物、餐具、痰杯及衣物进行消毒?

【健康教育】

1. 向家长解释隔离和治疗的目的、休息和饮食的要求、痰液处理的重要性。
2. 指导家长做好患儿的日常生活护理。
3. 向家长强调用药的重要性,要严格按医嘱用药,定期带患儿到医院复查。
4. 做好预防隔离,防止重复感染。

【评价标准】

原发性肺结核护理

班级_____　　　姓名_____　　　学号_____　　　得分_____

项目	内容		分值	评分等级及分值				实际得分
				A	B	C	D	
接诊	接诊及时,态度热情		5	5	4	3	2~0	
护理评估	身体状况评估	评估方法正确	5	5	4	3	2~0	
		评估过程有条理、有针对性	3	3	2	1	0	
	询问健康史时重点明确		3	3	2	1	0	
	能根据结核菌素试验结果合理评估病情		10	10	8	6	4~0	
	了解家长的焦虑程度及具有的疾病知识		4	4	3	2	1~0	

续　表

项目	内容		分值	评分等级及分值				实际得分
				A	B	C	D	
护理诊断	能发现存在的护理问题		7	7	5	3	2~0	
	能预测潜在的护理问题		3	3	2	1	0	
护理措施	护理操作前,能与家长、患儿沟通、解释		3	3	2	1	0	
	隔离消毒	操作前后严格洗手	4	4	3	2	1~0	
		穿戴隔离衣方法正确	3	3	2	1	0	
		对于污染物品消毒方法合理	7	7	5	3	2~0	
	合理用药	药物用量准确,给药时间合理	5	5	4	3	2~0	
		及时发现不良反应,并处理得当	5	5	4	3	2~0	
	能合理运用各种方法满足小儿营养的需要		3	3	2	1	0	
	能及时发现异常疾病进展		5	5	4	3	2~0	
	能对家长、患儿的心理问题及时辅导		5	5	4	3	2~0	
病情演变	能及时发现患儿病情的变化,并采取恰当的处理措施		5	5	4	3	2~0	
健康教育	宣教内容贴切,操作指导规范解释耐心细致,能运用家长可以理解的语言		5	5	4	3	2~0	
质量控制	护理操作能全面兼顾病情,有条不紊注重给予家长、患儿人文关怀		10	10	8	6	4~0	
总分			100					

知识能力测试

1. 预防结核病的最有效方法是　　　　　　　　　　　　　　　　　（　　）

　　A. 隔离　　　　　　　　　　　B. 禁止随地吐痰

　　C. 口服抗结核药　　　　　　　D. 接种卡介苗

　　E. PPD 试验

2. 以下哪条不符合原发型肺结核的临床特点　　　　　　　　　　　（　　）

　　A. 起病缓慢　　　　　　　　　B. 有结核中毒症状

　　C. 肺部体征明显　　　　　　　D. 肝大

　　E. 疱疹性结膜炎,皮肤结节性红斑

3. 结核菌素试验注射后何时看结果　　　　　　　　　　　　　　　（　　）

　　A. 20 分钟　　　　　　　　　　B. 12 小时

　　C. 24 小时　　　　　　　　　　D. 一周后

　　E. 48~72 小时

4. 结核病预防性服药化疗通常选用的药物是　　　　　　　　　　（　　）

    A. 异烟肼　　　　　　　　　　B. 利福平

    C. 链霉素　　　　　　　　　　D. 吡嗪酰胺

    E. 糖皮质激素

5. 结核菌素实验结果判定,硬结直径 15mm,应判定为　　　　　　（　　）

    A. ＋　　　　B. ＋＋　　　　C. ＋＋＋　　　　D. ＋＋＋＋　　　E. 阴性

6. 有关结核菌素,以下哪项是错的　　　　　　　　　　　　　　（　　）

    A. 接种卡介苗的 4 周内,试验可呈阴性

    B. 强阳性通常都提示体内有活动性病灶

    C. 试验的部位在前臂掌侧中下 1/3 交接处的皮下,注射 0.1ml

    D. 患儿同时有粟粒性肺结核时,可呈假阴性

    E. 注射后出现硬结平均直径≥5mm 为阳性反应

7. 2 岁小儿,患疱疹性结膜炎,其母有结核病,做 PPD 试验时应选用　（　　）

    A. 10 个结核菌素单位　　　　　B. 5 个结核菌素单位

    C. 2 个结核菌素单位　　　　　D. 1 个结核菌素单位

    E. 100 个结核菌素单位

8. 预防小儿结核病的方法中以下哪项是错误的　　　　　　　　　（　　）

    A. 给小儿普遍进行预防性治疗　B. 隔离开放的排菌病人

    C. 对出生的新生儿普种卡介苗　D. 积极治疗病人

    E. 采取积极有效的预防措施,如戴口罩

9. 抗结核药物常见的副作用不包括以下哪项　　　　　　　　　　（　　）

    A. 肝脏损害作用　　　　　　　B. 球后视神经炎

    C. 消化道反应　　　　　　　　D. 听力受损

    E. 水肿

项目十八 出疹性传染病

【简要病史】

患儿,男,8 个月,8.5kg。3 天前因感冒、发热就诊。患儿同时伴有眼睛怕光、流泪、充血的现象。查体:体温 39.1℃,呼吸 32 次/min,心率 120 次/min,血压 93/60 mmHg,咽部充血、眼睑水肿、结膜充血。下磨牙对应的颊黏膜处有直径约 1mm 灰白色斑点,外有红晕。耳后、发际可见红色斑丘疹。

【护理诊断】

1. 有传播感染的危险 与麻疹呼吸道传染有关。

2. 体温过高 与麻疹病毒感染或(和)继发细菌感染有关。

3. 有感染的危险 与皮损有关。

4. 潜在并发症 肺炎、喉炎、脑炎等。

【护理技能】

1. 预防传染病传播的知识。

2. 皮疹的护理技能。

3. 麻疹疫苗的接种。

【护理计划】

护理诊断	护理目标	护理措施
有传播感染的危险/与麻疹呼吸道传染有关	患儿家属及其他人员不感染麻疹	▲ 安排患儿单独或与麻疹患儿一室,进行呼吸道隔离 ▲ 进出人员戴口罩,必要时穿隔离衣 ▲ 病室每日通风换气、空气消毒 ▲ 患儿接触过的物品至于阳光下暴晒 2h 以上 ▲ 减少不必要探视 ▲ 接触患儿的易感儿隔离观察 21d ▲ 易感儿接触患儿后 5d 内,立即注射免疫球蛋白
体温过高/与麻疹病毒感染或(和)继发细菌感染有关	患儿维持正常体温	▲ 监测体温变化,正确描记体温曲线图 ▲ 高热时减少盖被,温水擦浴 ▲ 室温 18～22℃,湿度 50%～60% ▲ 出汗后及时更换患儿衣物
有感染的危险/与皮损有关	患儿皮肤黏膜未破损,皮疹逐渐褪去	▲ 保持床单位清洁干燥 ▲ 每日温水擦浴一次,忌用肥皂 ▲ 勤剪指甲,防止抓伤 ▲ 用生理盐水清洗双眼,及时清理咽部分泌物,使用抗生

续　表

护理诊断	护理目标	护理措施
有感染的危险/与皮损有关	患儿皮肤黏膜未破损,皮疹逐渐褪去	素眼药水或眼膏,加服维生素 A ▲ 多喂水,协助患儿刷牙、漱口
潜在并发症:肺炎、喉炎、脑炎等	患儿住院期间未发生感染	▲ 减少探视,防止并发症发生 ▲ 病室应与其他病种隔离 ▲ 若患儿接触痰液,指导其洗手 ▲ 护士在操作前后均应洗手 ▲ 对接触患儿者进行评估,及时防治潜在感染

【思考题】

1. 如何预防其他人员感染麻疹?
2. 如何防止麻疹患儿出现皮肤破损?

【健康教育】

1. 向家长解释隔离和治疗的目的、休息和饮食的要求、患儿物品处理的重要性。
2. 指导家长做好患儿的皮肤护理。

【评价标准】

出疹性传染病护理

班级_____　　姓名_____　　学号_____　　得分_____

项目	内容		分值	评分等级及分值				实际得分
				A	B	C	D	
接诊	接诊及时,态度热情		5	5	4	3	2~0	
护理评估	皮肤黏膜的评估	正确评估口腔内黏膜斑情况	5	5	4	3	2~0	
		正确评估皮疹情况	5	5	4	3	2~0	
		正确评估水肿情况	5	5	4	3	2~0	
	询问病史时重点明确		5	5	4	3	2~0	
护理诊断	能发现存在的护理问题		7	7	5	3	2~0	
	能预测潜在的护理问题		3	3	2	1	0	
护理措施	护理操作前,能与家长、患儿沟通、解释		3	3	2	1	0	
	预防感染措施	全面性、合理性	5	5	4	3	2~0	
		采取有效的呼吸道隔离	7	7	5	3	2~0	
		指导家长进行有效的预防感染	5	5	4	3	2~0	
	降温措施合理、有效		5	5	4	3	2~0	
	皮肤黏膜的处理	采取有效的透疹方法	5	5	4	3	2~0	
		操作中注意保护皮肤完整	5	5	4	3	2~0	

项目	内容		分值	评分等级及分值				实际得分
				A	B	C	D	
护理措施	皮肤黏膜的处理	注重眼部护理	5	5	4	3	2~0	
		严密观察皮疹的进展	5	5	4	3	2~0	
	针对小儿皮肤黏膜的改变等情况给予患儿及家长给予及时、合理的解释和安慰		5	5	4	3	2~0	
病情演变	能及时发现患儿病情的变化,并采取恰当的处理措施		5	5	4	3	2~0	
健康教育	宣教内容贴切,操作指导规范解释耐心细致,能运用家长可以理解的语言		5	5	4	3	2~0	
质量控制	护理操作能全面兼顾病情,有条不紊注重给予家长、患儿人文关怀		5	5	4	3	2~0	
总分			100					

知识能力测试

1. 5 岁女孩,2 周前发热,第 2 天后出皮疹,皮疹 2~3 天出齐后体温渐退,1 周后全身皮肤糠麸样脱屑,手脚有大片脱皮。最可能的诊断是　　　　　　　　　( )

    A. 麻疹　　　　B. 风疹　　　　C. 药疹　　　　D. 猩红热　　　　E. 幼儿急疹

2. 麻疹的隔离期是　　　　　　　　　　　　　　　　　　　　　　　　　( )

    A. 隔离到起病后 1 周　　　　　　B. 隔离到出疹后 1 周

    C. 无并发症隔离到出疹后 5 天,有并发症隔离到出疹后 10 天

    D. 隔离到疹退后 5 天　　　　　　E. 隔离到疹退后 10 天

3. 口腔有科氏斑　　　　　　　　　　　　　　　　　　　　　　　　　　( )

    A. 水痘　　　　　　　　　　　　B. 风疹

    C. 麻疹　　　　　　　　　　　　D. 猩红热

    E. 肠道病毒感染

4. 早期发现麻疹最有价值的表现是　　　　　　　　　　　　　　　　　　( )

    A. 麻疹黏膜斑　　　　　　　　　B. 头痛、结膜充血

    C. 发热 3~4 天后耳后出疹　　　　D. 接触麻疹患儿 10~12 天后发热

    E. 高热及耳后、枕部淋巴结肿大

5. 流行性腮腺炎应隔离至　　　　　　　　　　　　　　　　　　　　　　( )

    A. 体温恢复正常　　　　　　　　B. 腮肿完全消退

    C. 腮肿完全消退,再观察 7 天　　　D. 腮肿完全消退,再观察 10 天

    E. 发病后 21 天

6. 麻疹治疗主要是　　　　　　　　　　　　　　　　　　　　　　　　　( )

    A. 抗生素治疗　　　　　　　　　B. 抗病毒治疗

　　C. 输液治疗　　　　　　　　　D. 对症治疗

　　E. 肾上腺皮质激素

7. 引起麻疹患儿死亡的并发症常是　　　　　　　　　　　　　　　（　　）

　　A. 支气管肺炎　　　　　　　　B. 喉炎

　　C. 心肌炎　　　　　　　　　　D. 麻疹脑炎

　　E. 结核病恶化

8. 关于水痘,下列说法正确的是　　　　　　　　　　　　　　　　（　　）

　　A. 病原体为 RNA 病毒

　　B. 儿童再次感染时引起水痘

　　C. 病原体为水痘—带状疱疹病毒

　　D. 恢复后可获得短期免疫

　　E. 大部分水痘患者成年后,病毒被激活导致带状疱疹

9. 治疗水痘用抗病毒药物的有效时间是　　　　　　　　　　　　　（　　）

　　A. 发病后 12 小时内　　　　　　B. 发病后 6 小时内

　　C. 发病后 18 小时内　　　　　　D. 发病后 24 小时内

　　E. 发病后 48 小时内

10. 关于水痘的治疗,错误的是　　　　　　　　　　　　　　　　　（　　）

　　A. 高热时用阿司匹林降温　　　　B. 可用阿昔洛韦

　　C. 可用维生素 B_{12} 肌内注射　　　D. 可用丙种球蛋白

　　E. 可用频谱仪照射皮疹以止痒

11. 流行性腮腺炎传染期为　　　　　　　　　　　　　　　　　　　（　　）

　　A. 从腮腺肿大前 3 天到出现症状后 7 天

　　B. 从腮腺肿大前 3 天到出现症状后 9 天

　　C. 从腮腺肿大前 7 天到出现症状后 14 天

　　D. 从腮腺肿大前 1 天到消肿后 3 天

　　E. 从腮腺肿大前 3 天到消肿后 5 天

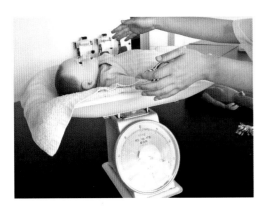

彩图 1 - 1 - 1 - 1

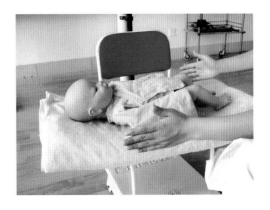

彩图 1 - 1 - 1 - 2

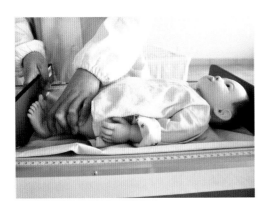

彩图 1 - 1 - 2 - 1

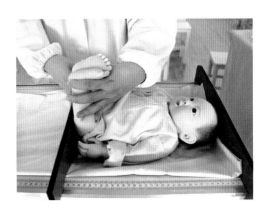

彩图 1 - 1 - 2 - 2

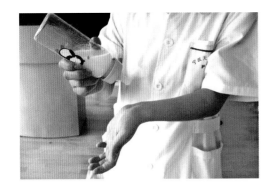

彩图 1 - 2 - 2 - 1

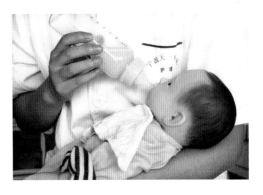

彩图 1 - 2 - 2 - 2

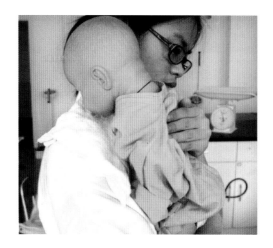

彩图 1 - 2 - 2 - 3

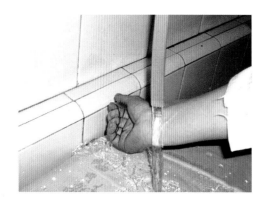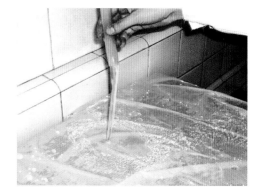

彩图 1 - 3 - 1 - 1

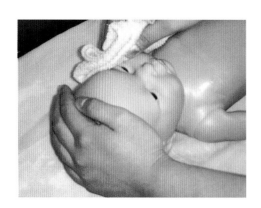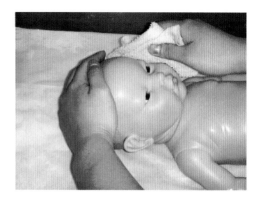

彩图 1 - 3 - 1 - 2

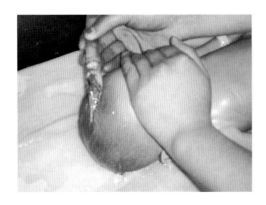

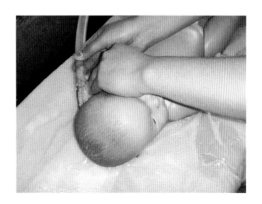

彩图 1 - 3 - 1 - 3

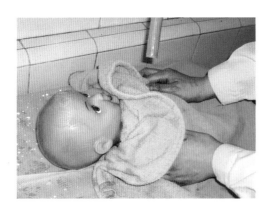

彩图 1 - 3 - 1 - 4

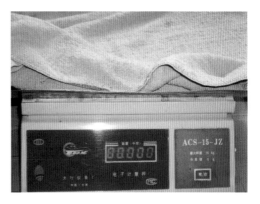

彩图 1 - 3 - 1 - 5

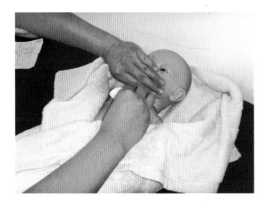

彩图 1 - 3 - 1 - 6

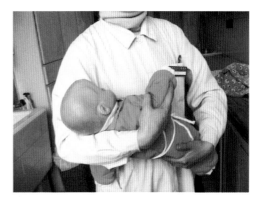

彩图 1 - 3 - 1 - 7

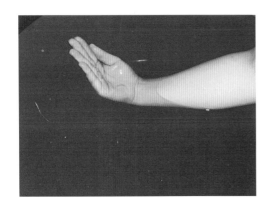

彩图 1 - 3 - 2 - 1

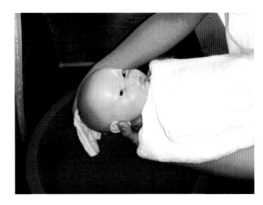

彩图 1 - 3 - 2 - 2

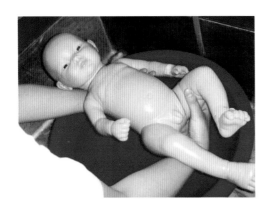

彩图 1 - 3 - 2 - 3

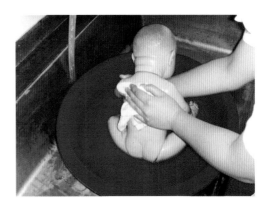

彩图 1 - 3 - 2 - 4

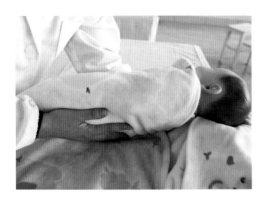

彩图 1 - 3 - 5 - 1

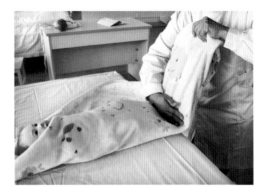

彩图 1 - 3 - 5 - 2

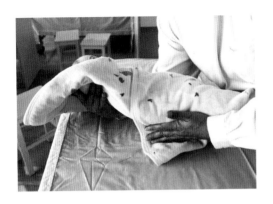

彩图 1-3-5-3

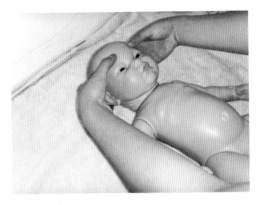

彩图 1-4-1-1

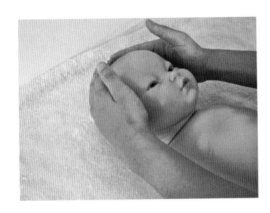

彩图 1-4-1-2

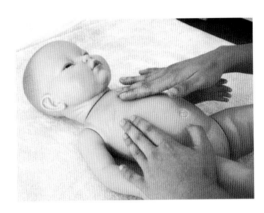

彩图 1-4-1-3

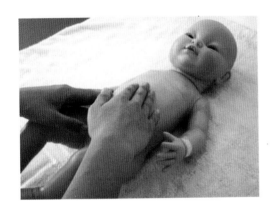

彩图 1-4-1-4

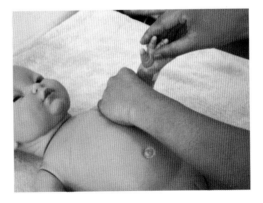

彩图 1-4-1-5

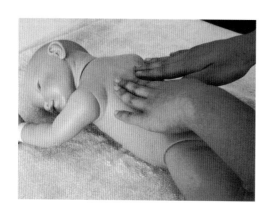

彩图 1-4-1-6

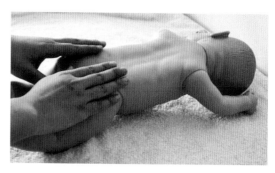

彩图 1-4-1-7

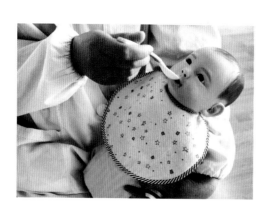

彩图 1-6-1-1

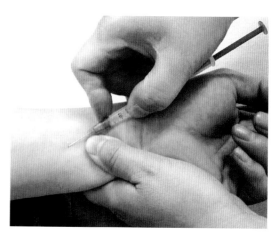

彩图 1-6-2-1

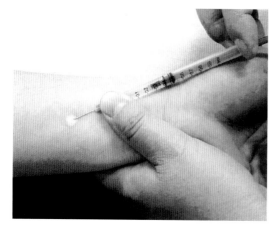

彩图 1-6-2-2

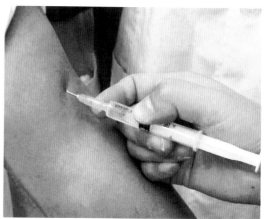

彩图 1-6-2-3

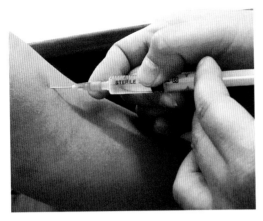

彩图 1 - 6 - 2 - 4

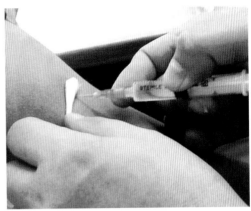

彩图 1 - 6 - 2 - 5

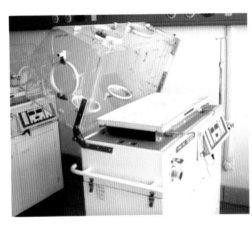

彩图 1 - 7 - 1 - 1

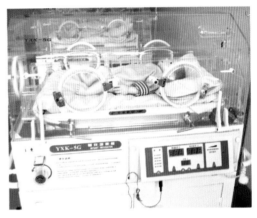

彩图 1 - 7 - 1 - 2

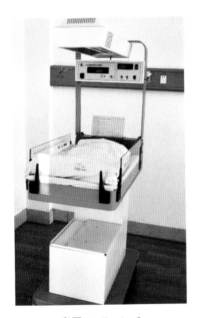

彩图 1 - 7 - 1 - 3

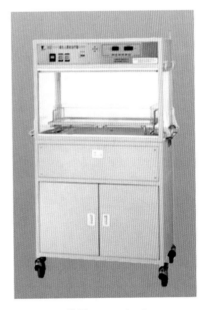

彩图 1 - 7 - 2 - 1